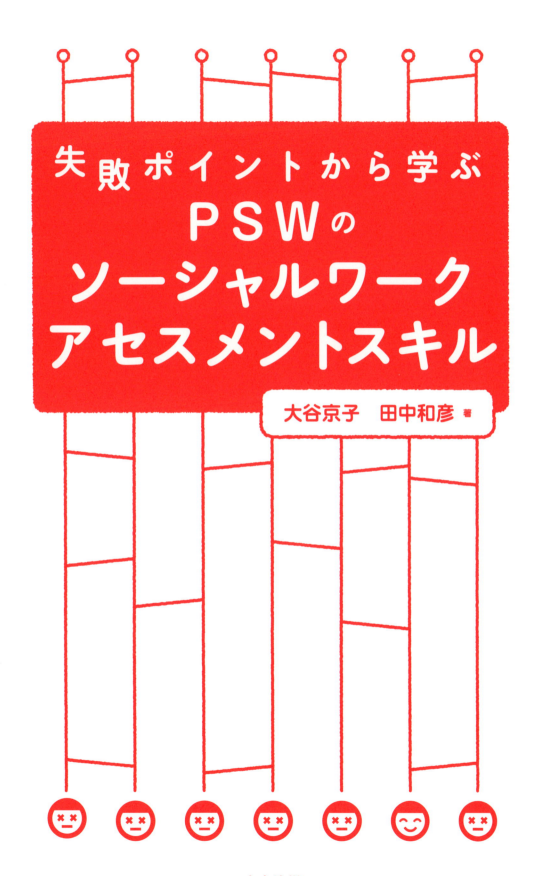

失敗ポイントから学ぶ
PSWの
ソーシャルワーク
アセスメントスキル

大谷京子　田中和彦 著

中央法規

はじめに

　「PSWは世界で一番おもしろい仕事」だと私は思っています。最大の理由は、クライエントと呼ばれる精神障害当事者との出会いがあるからです。本書では、「クライエント」という用語を採用しています。一方的な援助の受け手をイメージするという批判もありますが、私たち筆者は、「アセスメント面接の対象であり、プロセスを協働して進める一方のパートナー」だと考えています。PSWも、ソーシャルワークという世界に生きる当事者ですから、実は、当事者同士のぶつかりあいです。

　PSWとは、個人だけでなく、集団にも、地域にも実践を展開し、その変化を最も近くで体感できる、筆者が「私」として生きるだけでは味わえない人生の深淵を体験させてもらえる、そういう専門職だと思っています。ただ、この深淵を感受するには、PSW側に準備が必要なのだと思います。一言であらわすと、「いかに他者に関心をもち、理解しようと努力し続けられるか」です。つまり「アセスメント」です。

　アセスメントは、ソーシャルワーク実践の中核であり、要であり、支援の成否はアセスメントにかかっているともいわれています。クライエントの側からも求められる実践力であることが検証されています。つまり、アセスメント力はソーシャルワーカーの存在意義にかかわるものだといえます。しかし未だにその定義も方法論も実践者のなかで共有されていません。

　ソーシャルワーク実践は、多様な文脈のなかで、多様な現場で、多様な立場のソーシャルワーカーと多様なクライエントにより展開されます。そのためマニュアルには向きません。同じことを行っても、行為者や受け手が異なれば、その行為は同じ意味をもたなくなり、「正解」を提示しにくいからです。それでも、一定の基準は示されるべきと考えたのが本書作成の動機です。個別性が高いとはいえ、「やってはいけないこと」は明らかであり、初任者は同じようなところに躓いています。エキスパートは個性豊かな面接を展開しますが、押さえどころには共通の部分があります。

　そこで本書では、
　①アセスメントのプロセスモデルを示します。
　②アセスメントプロセスで必要とされるスキルを示します。

③アセスメント力向上のための自己研鑽の方法とグループで行う場合の研修プログラムを示します。
　④アセスメントスキルのチェックリストを示します。

　以上の4つの柱を設定して、実践者がクライエントとの個別面接を通して活用されるアセスメントスキルを体得することを目指しました。

　本書で紹介するスキルは、すべて調査に基づいて抽出したものです。初任者PSWのアセスメントの実態を探った調査（田中 2014）、エキスパートPSWのアセスメントプロセスを探求した調査（大谷 2014）、クライエント目線でのアセスメント体験を探る調査（大谷 2015）はそれぞれ、質的調査です。自己点検のためのチェックリストも、3つの県の精神保健福祉士協会会員の協力を得た量的調査（大谷 2016）の成果です。エビデンスをもって、私たちソーシャルワーカーが培ってきたスキルを言語化して示すことが大切だと考えています。

　PSWは、歴史の浅い専門職です。実践現場にはさまざまな厳しさがあり、またその中身はドラスティックに変化を続けています。ただし、いつの時代のどの状況にあっても、ソーシャルワークを展開するならば、アセスメントは実践の中心にあります。本書ではスキルに焦点を絞りました。できるだけ具体的に「何をどのようにすればよいのか」を示したかったからです。とはいえ、ソーシャルワークの価値をベースにしなければ、これらのスキルは有効になりません。PSWの態度が価値に根ざしていなければ、スキルがあってもクライエントとの対話は成立しません。まずはかけがえのない存在である相手へのあくなき関心をもって、現場へ向かいましょう。

　本書が一人ひとりの実践力向上の一助となることを心から願っています。

＊一連の調査は、文部科学省科学研究費基盤ⓒの助成（課題番号23630778）（課題番号26380800）の助成を受けて実施しました。

2018年3月

大谷　京子

はじめに

1章 PSWがアセスメントで陥りやすい失敗ポイント

1 アセスメントの困難さは何か？ …… 2

2 失敗ポイントへの着目 …… 3

[1] PSWの枠組みによる「生活スキルの査定」 …… 3

[2] 情報と真意を読み取れない「変換ミス」 …… 6

[3] 意図的な「話題回避・離脱」——苦手なテーマを扱えない …… 10

[4] 「病理・欠損モデル」に基づく認識——ストレングス視点が弱い …… 13

[5] 直線的理解——状況の原因探しに偏重している …… 15

3 5つの失敗ポイント（＝困難性）の関連 …… 17

2章 ソーシャルワークアセスメント

1 ソーシャルワークアセスメントについて …… 20

2 アセスメントプロセスのモデル …… 22

3 ソーシャルワーカーに求められる認識 …… 25

(1) 問題は個人の持ち物ではない …… 26

(2) 真実は1つではない …… 27

4 交換モデルによるニーズアセスメントプロセス …… 29

3章 アセスメントに活用する実践スキル

- **1** アセスメントに求められる姿勢・価値——クライエントからの期待 …… 34
- **2** アセスメントの前提 …… 36
- **3** アセスメントに対するPSWの姿勢 …… 37
- **4** アセスメントプロセスに活用する実践スキル …… 38

- スキル01　アセスメント票にとらわれない …… 40
- スキル02　希望を聴く …… 42
- スキル03　言葉の裏にある気持ちを探る質問をする …… 44
- スキル04　クライエントの目線からの認識を問う …… 46
- スキル05　原因・背景を探る質問をする …… 48
- スキル06　作業能力と病状は自己評価と他者評価を尋ねる …… 50
- スキル07　状況をイメージできるまで具体的に聴く …… 52
- スキル08　腑に落ちるまで聴く …… 54
- スキル09　ストレートな質問を投げかける …… 56
- スキル10　具体的に理解するための質問をする …… 58
- スキル11　聴きたい情報は対話の流れで質問する …… 60
- スキル12　言動の中に違和感をとらえる …… 62
- スキル13　ひっかかりポイントに気づく …… 64
- スキル14　聴く前から予測をもつ …… 66
- スキル15　語らない言葉も情報源とする …… 68
- スキル16　まだ理解できていない部分を認識する …… 70
- スキル17　言動について複数の解釈をもつ …… 72
- スキル18　複数の情報から仮説を導き出す …… 74
- スキル19　周囲とのかかわり方を理解する …… 76
- スキル20　あえて聴かない …… 78

| スキル21 | 有望な仮説をつくりあげる …… 80
| スキル22 | 理解・解釈したことを伝えて確認する …… 82
| スキル23 | 仮説を検証する …… 84
| スキル24 | 語りを要約して伝える …… 86
| スキル25 | 仮説の棄却から新たな理解が始まる …… 88
| スキル26 | 検証済み情報を統合しピースにする …… 90
| スキル27 | 複数のピースから「人生」ストーリーを描き出す …… 92

5 あらためて、アセスメントプロセス …… 94

4章 アセスメント力 研修＆自己養成プログラム

1 アセスメント力をつけるための研修の考え方 …… 98

(1) 研修プログラムの着眼点 …… 98

(2) プログラムの工夫 …… 99

(3) プログラムの例 …… 100

2 アセスメント研修を企画してみよう …… 102

(1) アセスメント研修の立案 …… 102

(2) 研修の進め方 …… 103

| 第1回 | アセスメントとは何か──アセスメントのあるべき姿を考える …… 103

| Lesson 1 | アセスメントシートに沿って面接する …… 104

| Lesson 2 | 「やり取り」のなかから理解する …… 105

| 第2回 | アセスメントプロセスのポイント理解──仮説・検証プロセスの体験 …… 107

| Lesson 3 | 仮説を生成する──1 …… 107

| Lesson 4 | 仮説を生成する──2 …… 109

| 第3回 | 仮説・検証・共有プロセスの習得を目指して …… 112

| Lesson 5 | 仮説の検証と共有 …… 112

3 個人でアセスメント力をつけてみよう …… 114

| 第1回 | アセスメントとは何か――アセスメントのあるべき姿を考える …… 115
| 個人ワーク1 | アセスメントのイメージ …… 115
| 個人ワーク2 | アセスメントシート …… 116
| 第2回 | アセスメントプロセスのポイント理解――仮説・検証プロセスの体験 …… 118
| 個人ワーク3 | 仮説を生成する …… 120
| 第3回 | 仮説・検証・共有プロセスの習得を目指して …… 121
| 個人ワーク4 | 仮説を検証する …… 122

5章 アセスメントスキルチェックリスト …… 125

資料 …… 132

おわりに …… 137
著者紹介 …… 139

1章

PSWが
アセスメントで
陥りやすい
失敗ポイント

1 アセスメントの困難さは何か？

　ソーシャルワークにおいて、「クライエントを理解する」ことの大切さはいうまでもありません。クライエントの全人的理解は、ソーシャルワークの根幹をなすものといえるでしょう。そのためにソーシャルワーカーがもっていなくてはならない重要なスキルが"アセスメント"です。これもいうまでもないこととして、実践者たちのなかで認識され周知されているものでしょう。

　私たち筆者は、長年にわたる現場でのソーシャルワーク実践とその後の事例研究を通じて、ソーシャルワークの実践力向上には「クライエントと共有できるアセスメント」ができるようになることが重要であり、それにより、クライエントの主体性を尊重し、ストレングスを活かすことのできる実践力が培われると考えました。そして、そのようなアセスメントの"スキル"を、たとえ経験が浅い実践者でも、あるいはアセスメントの技術習得が思うように進まない経験を積んだ実践者でも、一定の学習・研修により獲得できる道をつくろうと考えました。

　そこで、まず、経験年数2～3年の精神保健福祉士（以下、PSW）がどのようにアセスメントに取り組んでいるかを知るために、アセスメントにおける情報収集とその組立てについて調査を行いました。そこから見えてきたことは、「とりわけ若手のPSWは、アセスメントシートの項目に沿った情報収集はある程度できるものの、収集する情報の濃淡のなさや、情報収集において踏み込むことが大切な情報を取りこぼしていくこと、それゆえ情報を活かして立体的に組み立てていく作業は難しく不十分なアセスメントにとどまっている」ということでした。

　クライエントその人を理解する"全人的理解"は、アセスメントの書式等に示されている項目に沿って質問し、情報を収集するだけでなせるものではありません。クライエントから語られたことをソーシャルワーカーが受け止め、解釈し、理解し、それを深めるためクライエントへ投げかけ、共有していきながら、ともにつくり上げるプロセスを踏んでいきます。しかし、実際のアセスメントはこうして文章にするほどたやすくはなく、アセスメントでつまずいている実践者が少なくありません。

　では、ソーシャルワーカーは、アセスメントのどこでつまずくのでしょうか。本章で紹介する「アセスメントの失敗ポイント」は、経験年数2～3年のPSW

を対象に継続的に行った、アセスメントを目的とする面接のロールプレイを分析し抽出したものです。クライエントをより深く理解することを阻害する要因は何かを明らかにすることが目的です。クライエントの身体の状態や家族状況などの基本情報はすでに把握されている前提で、その次の段階へと進んでいく場面です。すると、実に明解に失敗ポイントが浮かび上がってきました。

なお、ここで紹介する内容は、いずれも精神障害をもつクライエントにPSWが面接を行う設定に基づいています。ソーシャルワークアセスメントの技術それ自体に領域ごとの違いがあるわけではありませんが、クライエントの特性に対応していくという意味では、精神保健福祉分野に特化される点がないとはいえません。そのこともふまえて、アセスメントの「失敗ポイント」を見ていきましょう。

2 失敗ポイントへの着目

若手のPSWはアセスメントシートに沿った質問ができていて、かつ、押さえるべき項目をきちんと聴くことができていました。しかし、クライエントから「そうそう、わかってもらえた!」と思ってもらえるまではなく、共有ができているとは言いがたい結果でした。そして、そこには若手のPSWに共通の陥りやすい「失敗ポイント」がありました。

クライエントをより深く理解していこうとする視点・姿勢は、時にPSWの独りよがりやPSWの主導的な支援関係、クライエントを置き去りにしたかかわりなどを招き入れます。

アセスメントで実践者が陥りやすい「失敗ポイント」は、大きく5つに分類できます。

[1] PSWの枠組みによる「生活スキルの査定」

1つめは、生活スキルの査定にかかわる失敗です。事例を2つ紹介します。面接逐語の「P」はPSW、「C」はclient（クライエント）の頭文字です。

事例 1

P：昨日はよく眠れましたか？
C：いや、あまり眠れなくて。
P：いつも眠れないんですか？
C：いや、そういうわけでもないんですけど……。
P：睡眠導入剤はちゃんと服用していますか？
C：はい。
P：寝る時間が遅かったですか？
C：いいえ、そんなことは……。
P：途中で起きたりしますか？
C：……もういいです。

失敗ポイント　質問攻め（原因の追求）

　この事例では、PSWは矢継ぎ早に質問をしています。睡眠をとりにくいということに焦点はあたっているものの、眠れないことのつらさを丁寧に聴くというより、「なぜ眠れないのか」をターゲットにして、PSWのペースでPSWの聴きたいことを聴いています。睡眠をとれないということに対して、それを突き詰めて原因を抽出する医学モデル的思考の強い面接展開になっており、この場合、クライエントは詰問されているような印象を受けてしまいます。そのことで、クライエントはだんだんと話したくなくなっている様子がわかります。

事例 2

P：ご家族と暮らしているということでしたが、家族と会話はありますか？
C：そうですね、あまりありません。
P：そうですか。家事などは積極的にやるほうですか？
C：え、家族の話は……まぁ、いいですけど。あまり調理とかやったことないので家事はやらないですね。
P：そうですか。デイケアに行かない日は何をしていますか？
C：え、えーっと……。図書館に行ったり、レンタルDVDを借りに行ったりですかね。
P：そうですか。外出手段は公共交通機関ですか？
C：いえ、電車は苦手なんで。
P：そうですか。
C：……なんだか取り調べを受けているみたいでいやです。もう帰ります。

失敗ポイント　取り調べ

　この事例では、生活スキルの「できること・できないこと」の査定を中心に、PSWが主導的に質問をしています。また、クライエントの話したいことを聴こうとするオープンな姿勢は重要ですが、この事例はクライエントの反応に関心をもたず、PSWの興味関心やアセスメントシートの内容にとらわれた会話の流れになっています。クライエントは、家族に関する話題だと思ってさらに話を深めようとしても、PSWが違う質問をしてくることで戸惑ってしまいます。このようなアセスメントは、クライエントが「聴いてもらえていない」という感覚に陥り、クライエントの言葉にあるように、まるで取り調べのようになってしまいます。

▶ 解説

アセスメントシートによる弊害

　2つの事例は、あらかじめPSWが設定した枠組みのなかで、クライエントの「生活スキルの査定」を中心とした質問形式になっています。そのことにより、事実関係の確認やクライエントの抱える問題の抽出に力点をおいた面接となっています。このような面接は、アセスメントシートの内容にとらわれたときに起こりやすくなります。アセスメントシートの項目を埋めなければという思いが先行し、その書式の構成に基づいた面接展開になってしまうのです。

クローズドクエスチョンの多用が起こる

　そうすると、情報収集に重きがおかれ、PSWの興味関心に基づいて「閉じられた質問（クローズドクエスチョン）」が多用されることになります。閉じられた質問は、相手に「はい」「いいえ」で答えてもらう質問です。もちろん、この質問法が有効な場面は多くあるわけですが、PSWの興味や義務感からこれが多用されると、PSWがあらかじめ組み立てたストーリーのなかで、PSWのペースにより面接が進んでいくことになります。これは、ソーシャルワークにおいて重要な「クライエントの主体性」を損なう行為であり、そのあたりは2つの事例のクライエントの反応から如実に見て取れます。

協働から共有へ

　アセスメントで重要なのは、クライエントと協働して取り組むこと、そしてアセスメントした内容をクライエントと共有することです。アセスメントシートの存在やその項目を意識することを否定するものではありませんが、PSWはそこにとらわれることで起こるクライエントへの悪影響を考えなくてはなりません。

　PSWの枠組みで生活スキルの査定を行ったところで、クライエントに「この人にわかってもらえた」という実感が湧くはずはなく、本来あるべきクライエントとPSWの関係とはいえません。信頼関係を築くのは難しいでしょう。

［2］情報の真意を読み取れない「変換ミス」

　2つめは、クライエントの意向を適切に汲み取れないことから生じる「変換ミス」です。2つの事例から考えてみます。

事例 3

C：まぁ、親も働けっていうし、仕事をしなければいけないとは思っているんですけどねぇ～。
P：就職したいということですね。どのような仕事がしたいか、希望とかありますか？
C：いやぁ、まぁ、そうですねぇ～。まぁ具体的にこれというのはまだイメージしにくいんですけどね。
P：そうですか。では、工場での軽作業とかはどうでしょうか。それとも接客ですかね。手始めにハローワークに行ってみましょうか？
C：いえ、まぁ、そんなに焦らなくても……。

失敗ポイント 言葉の真意を解せない

　クライエントから発せられた「仕事をしなければいけないと思っているんですけどねぇ～」という言葉を「仕事をしたい」と変換し、就労に向けた支援を展開しようとしています。しかし、このクライエントは本当に就労したいのでしょうか。冒頭のセリフ1つをみる限りでも、「○○しなければならないとは思うんだけど……」と、しなければならないと思っていることへの消極的な姿勢が見え隠れします。それを、PSWはより具体的にしていこうと質問したり、あれはどうかこれはどうかと提案したりしています。それによりクライエントが引いてしまい、このクライエントの心のなかには「そんなつもりじゃないのに……」という思いが湧いてくることでしょう。クライエントの言葉の変換ミスは、クライエントの思いとはかけ離れた展開へとつながってしまうのです。

事例 **4**

P：自立したいということを先ほどお話ししてくださったのですが、○○さんにとって自立とはどのようなイメージですか？
C：そうですね、私ももう35歳なので、親から離れて、本当は結婚したいし、仕事もしなければいけないと思うんですよね。もう35歳ですし、そういうことができるようになりたいなと思っています。
P：なるほど、一人暮らしをしたいということなんですね。
C：いえ、一人暮らしというわけでは……。
P：親元から離れたいって言っていましたもんね。
C：まぁ、そういうことになるんでしょうかね……。

失敗ポイント 勝手な飛躍をする

　クライエントがもつ自立に対するイメージのなかから、「親から離れて」の部分を取り上げて「一人暮らしをしたい」と変換しています。しかし、クライエントの言葉から受け取れるのは、親元から離れて、結婚して、仕事をしてと、本人が漠然と抱いているイメージであって、明確に一人暮らしをしたいと言っているわけではありません。そのことをPSWから伝えられたクライエントも、そう言われればそうなのかもしれないと思いながらも、そもそも漠然とした自立のイメージであるため、PSWからの「一人暮らし」という言い換えに同意できない様子がうかがえます。

▶ 解説

言葉＝真意ではない

　面接の場面でクライエントが語ることすべてがクライエントの真意というわけではありません。心のさまざまな動きから、時にクライエントは周囲にわかりにくいかたちで自分の気持ちを表現し、意識的に、あるいは無意識のうちに真意を伝えないことがあります。

　そのようなときは、クライエントの口調や表情、言葉のニュアンスなどから、語られている内容の背景に何かありそうだということをまずはキャッチする必要があります。そして、本当に言いたいことは何なのか、今クライエントが語ったことは真意にどれだけ近いのか、最初にもった"ひっかかり"から、クライエントの言葉の奥のほうに関心をもつ必要があります。ソーシャルワークアセスメントでは、クライエントの言葉をPSWが解釈し、仮説を生成するというプロセスを踏みます。その進め方については、第3章で詳しく紹介します。

安易な言い換えや決めつけは厳禁

　事例の場面では、クライエントの言葉をどちらも「言い換え」の技法により、PSWの解釈として伝えています。しかし、そもそもPSWの解釈がずれていれば、そのことを伝えられたクライエントは戸惑い、アセスメントの共有は難しくなります。あるいは、安易に言い換えられたり、実際はそうではないのに決めつけられたりした内容を、クライエントが否定せずに受け入れてしまうこともあります。

反応から読み取ることの大切さ

　クライエントとPSWの関係は、クライエントが「いや、あなた（PSW）の理解は違うと思うよ」と伝えることができる関係であるのが理想ですが、クライエントの側からすると、専門職であるPSWに対して意見を言うのは難しいことなのかもしれません。「変換ミス」は実践場面で往々にして起こりうるものです。PSWがこちらの解釈を伝えたときに、それがクライエントの意に沿った解釈となっているかどうかを、相手の反応から読み取っていくことを大切にしなければなりません。

[3] 意図的な「話題回避・離脱」──苦手なテーマを扱えない

3つめは、PSWがうまく扱えない話題や場の空気から、回避行動をとってしまうことによる失敗です。

> ### 事例 5
>
> P：クリニックのデイケアをやめたのは、何か理由があったのですか？
> C：（ちょっと得意げに）前にデイケアに行っていたクリニックに怒鳴り込んじゃったんですよ。本当は好きな女性スタッフに会いたかったのに、会わせてもらえなかったものだから、院長に、「出せー！」って怒鳴りに行ったんです。そしたら、警察に通報されちゃって（笑）。こっちはただ、会いたいから頼んでいただけなのに、結局警察に連れて行かれちゃったんですよ。そして、警察官に「もうこんなことするなよ」とか諭されたりして。それでクリニックのデイケアには行っていないんです。
> P：そうでしたか。それで作業所に行っているのですね。
> C：でも、好きだったスタッフのためにそんな行動ができる自分って、結構驚きなんですよね。結構、僕って情熱的なんだなと自分でも新しい気づきでしたね。
> P：ふふ、もうその話は結構ですから、作業所の話をしましょう。
> C：えっ（黙り込んでしまう）。
>
> **失敗ポイント**　ノンバーバルから察せられない
>
> この場面では、クライエントの「ちょっと得意げに」という表情、ノンバーバルの部分に着目できるかがポイントです。クリニックに怒鳴り込むのは決してほめられた行為ではありませんが、このクライエントにとっては「好きな女性のために、そこまでやったんだ」ということは自分自身に対する新たな発見であり、実は自身のなかでは肯定的に受け止めています。PSWはそこを汲み取って、興味深く話を聴くことが必要でした。しかし、ここでは、デイケアに通っていない理由としての扱いしかできていません。さらに、後半では意図的にその話題を回避しようとしています。結果、クライエントとの距離ができてしまい、クライエントは口を閉ざしてしまいました。

事例 **6**

C：困っているんですよ！ 夫は本当に何もしなくて。部屋の中にじっとしているかと思えば、買ってきた焼酎をひたすら飲み続けてひっくり返って私に暴言を吐く。もう殺してやろうかと思って。いっそのこと死んでしまえばこっちも楽になるし。あの夫さえいなければ、私たちは楽になるんですよ。ひと思いに殺してしまいましょうかねぇ。
P：何言っているんですか！ そんなことをいうものではありませんよ！
C：でも、それが正直な気持ちです。つらいんです。○○さん、わかってくれないんですか？
P：それよりも、他の方法を考えましょう。
C：やっぱり、アルコール依存症の家族の気持ちなんて、専門家もわかってくれないんですね！ もういいです!!

失敗ポイント 思いを受け止めきれない

　相談場面では、家族がこのような強烈な思いをPSWにぶつけてくることがあります。PSWは家族の思いを受け止め、背景にある思いを汲み取り、「殺してしまいたいほどに困っている」ことを理解し、PSWがそのように受け取ったことを相手へ返して共有しなければなりません。

　しかし、PSWはあまりに強烈なメッセージにたじろぎ、受け止めきれず、この話題を終えようとしてしまっています。おそらく、家族にもここまで強い思いを表出することにはためらいがあったことでしょう。精一杯、勇気を奮い起こして口にしたのかもしれません。受け止めることが必要な場面で、それを受け止めきれないPSWの自信のなさ、規範的な考え方など、自分自身へ意識が向き、このクライエントを理解しようとする姿勢が薄いことがあげられます。

▶ 解 説

PSWの許容量とPSW自身の傾向が関係

　相談場面において、クライエントが話したいことやそこで表出される感情は、時に大きく、時に重く、PSWが受け止めきれないことがあります。その場合に、PSWが意図的にその話題を避けてしまうことがあります。

　それが起こるのは、話題の内容や大きさもさることながら、PSW自身の人生経験や反応しやすいポイントも関係しています。とりわけ、反社会的行為や逸脱行為、性行動や恋愛などの話題については、PSW自身のもつ個人的な傾向（考え方・価値観）が影響しやすいようです。

行動・思いへの嫌悪、抵抗、畏怖

　事例5のような反社会的な行動は、時にクライエントから武勇伝として語られることがあります。クリニックへ怒鳴り込むという行為をPSWがどのように受け取るかは大切なことですが、社会通念としての価値判断基準から、よい・悪いの見方にとどまっていると、クライエントが本当に伝えたいと思っていることに接近するのは難しくなります。

　事例6では、PSWは家族がアルコール依存症の夫に対して「殺したい」と言葉にするほどの強烈な思いに遭遇しています。言葉の使い方からうかがえる家族の困り感はすさまじく、おそらく語気も強いのでしょう。語気が強いと、表面に出てくる言葉に翻弄されてしまい、PSWは受け止めきれずに回避する行動に向かいやすくなります。また、そのときに、この事例のように「何を言っているんですか！」と否定の対応をすると、クライエントは強く表に出した思いを受け止めてもらえなかった失望感と、「この人にはわかってもらえない」というPSWに対するあきらめの気持ちが強くなり、その先は関係を深めることもできなくなります。クライエントの感情に対する理解も浅いままとなりますが、そのことに気づくこともできません。

特に初任者には関門となる

　2つの事例のような場面は、特に若手のPSWにとって「どう扱ってよいかわからない」ものです。話題を回避し、重要な課題なのに取り上げないままやり過ごし、クライエントの理解を深めるポイントを逃してしまいます。この背景には、PSW自身の人生経験の不足から、クライエントがおかれている状況を慮るのが難しいこともありますし、PSW自身の支援観や障害観、倫理観や個人的な

考え方などが影響していることも考えられます。

　アセスメントでは、クライエントの感情を受け止めて、クライエントが「本当に伝えたいこと」にいかに接近していくかが問われます。そのためには、PSW自身がクライエントのどのような表出に反応しているのか、自らの支援観や障害観を日頃から真摯に振り返ることが重要です。

[4]「病理欠損モデル」に基づく認識──ストレングス視点が弱い

　4つめは、クライエントを病理欠損モデルとしてとらえることから生じるものです。

事例 7

P：働けますか、今の状況で。どう思いますか？
C：うーん、難しいかもしれませんね。朝起きられないので。
P：それは生活リズムが崩れているということですね。
C：まぁ、そういうことになりますね……。
P：原因は何でしょうか？
C：昼間何もしていないこと、でしょうか……。
P：昼間何もしないのはなぜですか？
C：……わかりません。

失敗ポイント　「できないこと」にとらわれる

　病理欠損モデルとは、クライエントのできないこと、苦手なこと、できていないことに目を向けることです。クライエントが抱えている問題点に目を向けることは間違いではありませんが、その視点に偏ると、現在ある問題を解決することにとらわれやすくなります。そうすると、クライエントがもつストレングス（強み、得意なこと）を見つけることが難しくなり、クライエントが抱える問題に関係するさまざまな背景にも気づきにくくなります。

事例 8

P：仕事をしたことはありますか？
C：ファストフードのお店で1年くらい働いたことがあります。最初の1年くらいは続いたんですけど、結構忙しかったですね。
P：1年しか続かなかったのですね。
C：……1年は頑張ったんですけどね。

失敗ポイント　強みに目が向かない

　クライエントの「ファストフードのお店で1年くらい働いたことがある」という実績を、「（わずか）1年で辞めてしまった」とマイナスのとらえ方をしています。クライエントから語られた事実をどうとらえるかは、PSWの解釈です。その解釈をする際の視点が病理欠損モデルであると、「仕事が1年しか続かなかった」と、欠けた部分に注目することになります。一方、ストレングスモデルの視点であれば、「忙しい仕事ながら、1年続けることができた」と、強さとしてとらえることができます。病理欠損モデルは、そこへ偏ることで問題抽出の視点が強くなり、ストレングスに気づきにくくなります。

▶ 解説

一面的な理解からの脱却へ

　PSWの実践は、病理欠損モデルからポストモダンの影響を受けたエンパワメント理論、ストレングスモデルへと視点を大きく移しています。クライエントの力を信じ、クライエントの力を活かしながら、クライエントが自分らしい人生をその手で獲得していくプロセスを支援するのが、ソーシャルワーク専門職たるPSWです。クライエントを「病気や障害をもつ人」「○○という問題を抱えた人」「○○ができない人」という一面的なとらえ方をしていれば、クライエントへの理解もおのずと一面的なものにとどまります。

　もともと、PSWの実践は、精神科医療のフィールドを中心に発展してきました。対象とする精神障害者に対して、「精神疾患、精神障害を抱えた人」というとらえ方が根強く残っています。クライエントの問題を見出し、それをPSWが

支援するという支援者主導の関係は、「できないこと」を支援するというそれだけであり、クライエントが自分らしい人生を生きるための支援とはほど遠いものです。

[5] 直線的理解──状況の原因探しに偏重している

5つめは、原因と結果という因果関係に偏重してとらえてしまうことによるものです。

事例 9

C：私も好きな人ができて、お付き合いしたいなぁと思うことがあるんですよね。でも、そのような人ができても、なかなか話しかけることもできないし、嫌われたらどうしようという思いも出てきて、なかなか声をかけることができないんです。
P：なるほど。そういう人ができてもなかなか声がかけられないのは、おそらく中学生時代のいじめのトラウマが影響しているのでしょう。
C：えっ、どういう意味ですか？
P：ええ。以前、中学生のときにいじめにあった経験をうかがったので、それが原因で人が信じられないのだろうと思って。
C：……。関係ないと思います（そっぽを向いてしまう）。

失敗ポイント　短絡的な原因探し

　このようなクライエントについて、それができない原因を探るのではなく、そのような思い（異性と付き合いたいという気持ち）をもてたことを評価するのがPSWの協働的な姿勢です。直線的な因果関係から状況をとらえてしまうと、「好きな人に声をかけることができない」のは「いじめがトラウマになっているから」と、原因探しに意識がとらわれてしまいます。しかも、この事例では的外れな返答のようで、PSWの発言にクライエントは驚いています。こうした短絡的な原因探しにより、クライエントの気持ちがPSWから離れていくこともあり、厳に慎まなくてはなりません。

事例 **10**

C：仕事に集中しようとするのですが、同僚の電話の応対の声が気になってしまい、仕事が手につかないのです。
P：子どもの頃に、落ち着きがないとか集中力がないというような注意を受けたことがありますか？
C：どういう意味ですか？　私に発達障害があるということでしょうか？
P：いえ、決してそう言っているわけではありませんが……。
C：なんだか障害があると言われたようで、とても不快です。

失敗ポイント　言葉に耳を貸さず、原因探し

　この事例のPSWの思考では、集中力がないという現在の状態の要因を探るため、さまざまな仮説を立てているのでしょう。しかし、クライエントは仕事で集中できなくて困っているという現実的な問題をPSWに相談しているのです。PSWは、クライエントのつらさを受け止め、語られる内容に耳を傾け、さらに状況を尋ね、そのときの感情はどうであったかなど、クライエントが思いを吐露し楽になれるよう言語化を促していく場面です。そのような場面で、「周りの声が気になって集中力がない」から「発達障害かもしれない」と、直線的な因果関係による見解を一方的に披露されて、快く思う人はいません。

▶ 解説

伴走ではなく主導してしまう

　アセスメントは、その取組みを通じてクライエントと協働的な支援関係を形成していくプロセスでもあります。支援関係の主体はクライエント本人であり、PSWはあくまで伴走者として問題を解決するパートナーに過ぎません。
　しかし、PSWが往々にして陥るのは、「PSWが問題の原因を探し、その原因にアプローチすることによって問題解決を目指す」という思考です。その思考に陥っていくと、「クライエントはなぜそう思うのか」「その背景には何があるのか」「クライエントを取り巻く環境はどうなっているのか」といったクライエントの課題の背景には目が向きにくくなり、アセスメントが現在の問題と過去にあ

るはずの原因となるできごとをつなぐことに終始してしまいます。そして、支援関係は、PSW主導の関係となってしまいます。それは先にあげた病理欠損モデルとも通じることです。原因を探すのではなく、その状況をどうしていくかという対処について、クライエントと一緒に考えていくことが大切です。

3 5つの失敗ポイント（＝困難性）の関連

　以上のように、これまで見てきたPSWが陥りやすい失敗ポイントは、実践におけるアセスメントの困難性として説明できるものです。失敗ポイントは、1つひとつが独立してあるのではなく、相互に関係し合いながら存在しています。そこに見られる構造を整理します。

① クライエントとPSWの支援関係がそもそも対等でなく、クライエントとアセスメントを共有できる関係が築けていない。
② PSWが問題解決の主体となり、PSWの主導的な支援によりクライエントをコントロールしてしまっている。
③ PSWの姿勢がパターナリスティック（父権的、温情主義、保護的）になっている。
④ クライエントの「できないこと」に着目する視点や直線的理解が、協働的な支援関係を阻害している。

　これらのことにより、クライエントはPSWとの支援関係のなかで力を弱められる事態にも陥るのです。そのことを自覚しなくてはなりません。
　ソーシャルワークにおけるアセスメントは、クライエントの全人的理解を目的に、クライエントとのかかわりを通して、クライエントを立体的に理解していく営みです。それは、単に支援計画を作成するためのものではなく、クライエントとともに歩む協働的な実践者としてのPSWの基本姿勢なのです。しかし、PSWは本章で見てきたようなアセスメントの失敗ポイントにことごとく嵌まり、クライエントの理解を深めていくプロセスに困難を感じています。

　こうした現場の実情もふまえ、次の第2章では、まずソーシャルワークにおけるアセスメントの基本事項を歴史的経過も整理しながら確認します。続く第3章

では、「アセスメントに活用する実践スキル」を具体的に解説していきます。第4章では、それらのアセスメントスキルを習得するための研修プログラムならびに自己学習を紹介します。最後に第5章として、アセスメント力の習熟度を確認し、力を高めていくための自己チェックリストを収載します。

　それでは、順を追って学びを進めていきましょう。

引用・参考文献

田中和彦（2014）「アセスメントプロセスにおける若手PSWの困難さ―研修の方向性の模索―」『日本福祉大学社会福祉論集』130, 31-43.

2章

ソーシャルワーク
アセスメント

1 ソーシャルワークアセスメントについて

アセスメントは、ソーシャルワークの成否を左右する重要な鍵です。ところが、時代とともに、そのとらえられ方は変遷してきています（図2-1）。そこで本章では、歴史的な流れをふまえたうえで、現代のソーシャルワークアセスメントをどのようにとらえたらよいか、モデルを提示します。また、アセスメントを進めるために求められるソーシャルワーカー（以下、ワーカー）の認識について、確認していきます。最後に、本書で取り扱うアセスメントプロセスについて提示します。

初期のケースワークの関心は、クライエントの問題とその問題を取り巻く状況に向けられ、「社会診断」は、問題の原因やそこに関連する要素について専門的に評価するプロセスだととらえられていました。このようにクライエントの問題に焦点を絞り、その原因と解決策を見出す「社会診断」のプロセスは、精神分析の様式を色濃く残していました。それは日本でも同様で、「社会的状態」の理解も必要としていましたし、調査項目のなかには文化や宗教までもが含まれていましたが、あくまでもクライエントの心理状態を救うための手段として描かれてい

[図2-1] アセスメント概念の変遷

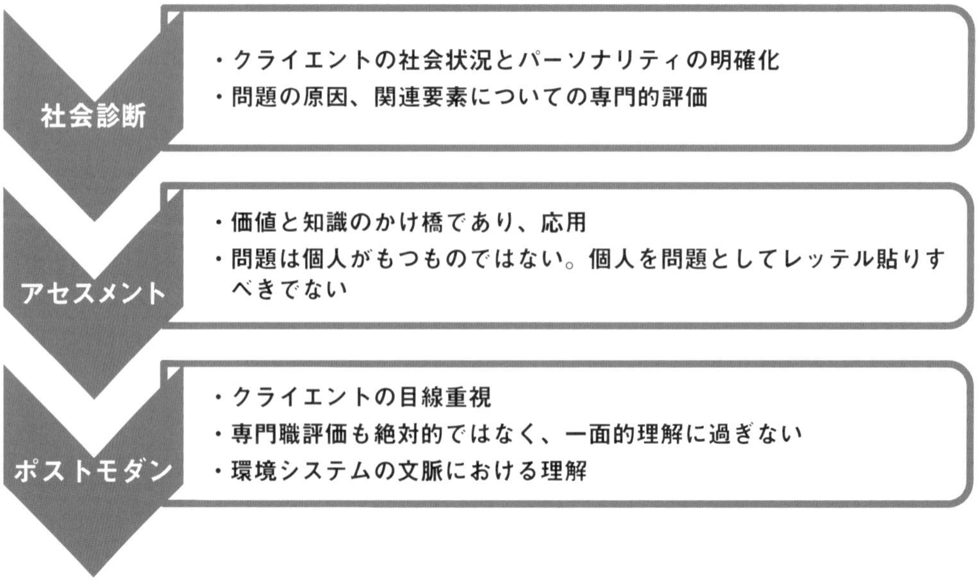

社会診断
- クライエントの社会状況とパーソナリティの明確化
- 問題の原因、関連要素についての専門的評価

アセスメント
- 価値と知識のかけ橋であり、応用
- 問題は個人がもつものではない。個人を問題としてレッテル貼りすべきでない

ポストモダン
- クライエントの目線重視
- 専門職評価も絶対的ではなく、一面的理解に過ぎない
- 環境システムの文脈における理解

ました。

　しかし、こうした医学モデル的ソーシャルワークへの批判が高まり、診断に替わる新しい概念が模索されるようになりました。それが「アセスメント」です。1970年のBartlettによる『社会福祉実践の共通基盤』においては、「ソーシャルワークにおける価値と知識のかけ橋であり、それらの応用である。ワーカーは行動を起こす前に状況を分析し理解する責任がある」と説明されています（Bartlett 1970）。このように1970年代に入ると、人の精神内界への偏重から、環境や利用者システムに視野が広がるようになっていきます。

　1980年代には、アセスメントはソーシャルワークの本質と認識されるようになります。さらにこの時代にはポストモダンの影響により、絶対的な真実などなく多様な解釈がありうるという理解が広がっていきました。そう考えると、専門職の評価であっても、それは絶対的なものでなく一面的な理解に過ぎず、常に改訂が必要であると考えられるのです。そこでの専門職の立場は、次節で詳説しますが、「知らないということ」「脱―専門性」「礼儀正しい見知らぬ人」という用語で説明されるような、すべてを知り名づける権威ある専門職から、「理解」という到達しえないゴールを目指す協働する専門職へ修正が求められます。

　現代では、アセスメントも、総合的・包括的な状況認識の過程ととらえられるようになっています。第20版の"Encyclopedia"では、「クライエントを環境システムの文脈において理解し、クライエントの強さと問題を見出すことを目的になされる、継続的な情報収集のプロセス」とされています。

　重視されながらも定義は共有されていませんが、こうした変遷をふまえ、多くの論者の主張を整理すると、アセスメントとは、以下のようになります。

> 　クライエントとワーカーそして周囲の状況を、ワーカーとクライエント双方が理解するためになされる、情報収集と分析のプロセスであり、ワーカーは専門的価値に基づき知識を導出し、クライエントは固有の経験知に基づき、協働して目の前の現実を解釈し共有するプロセスである。

　なお本書では、このプロセスを経て得られた成果であり、クライエントとその周囲の環境についていかに理解したのか記述したものを「アセスメント結果」と呼び、「アセスメントプロセス」とは区別することとします。

2 アセスメントプロセスのモデル

　プロセスについても、多くの論者によって多様な主張がなされています。これらを整理すると、多くの論者が指摘するように、アセスメントは常に更新し続けるものです。つまりソーシャルワークプロセスのなかに「アセスメントプロセス」が独立してあるわけではないのです。クライエントとの出会いの瞬間から終結に至るまで、情報収集も分析も繰り返されており、ソーシャルワークプロセスを通して、常にアセスメントプロセスは修正しながら進行しています（図2-2）。インテーク→情報収集→アセスメント→計画→実行→モニタリング→評価→終結といったプロセスがよく示されますが、実践現場では、インテークの段階よりも以前から、情報収集は始まります。他機関からの紹介の場合には事前情報がありますし、初めて会うクライエントだったとしても、その人がドアをノックする音さえも、クライエント理解のための情報としてキャッチしているからです。情報は終結に至るまであらゆるフェーズで蓄積されます。そこに分析を加えて、時々刻々と変化する状況理解を更新し続けます。

　しかもそれがクライエントとの協働作業とするならば、クライエントとともに進める側面と、ワーカーがアセスメントプロセスを客観的に観察・分析し、それをアセスメントに反映させる側面（藏野 2005）という2つの側面があることになります。つまりワーカー側から見た場合、ワーカーの認識プロセスと、その認

[図2-2] **継続するアセスメントプロセス**

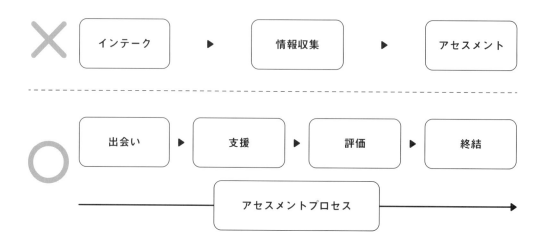

識をクライエントと共有するプロセス、さらにはもう一方の主体であるクライエントの行為と認識が並行して進むことになるのです。プロセスを図で表してみましょう（図2-3）。

図2-3では、クライエントとの面接におけるアセスメントプロセスにおいて、ソーシャルワーカーの行為として表出されている部分（中央）と、思考や認識、頭の中でなされている部分（右）を分けて表しています。一方、クライエントの行為と思考も併せて一番左に示しています。

このように、アセスメントプロセスは、表面的な行為と並行して、そこに参画する関係者の認識が進んでいるプロセスであるといえます。順を追って流れを確認しましょう。

[図2-3] アセスメントプロセスモデル

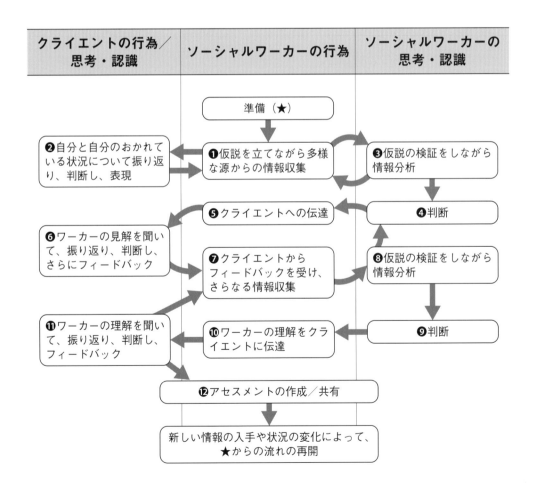

★事前準備をします。他機関や多職種からの紹介、家族の話など、事前に情報があるでしょうから、いろいろな想定をもちながら面接に臨みます。

❶　ワーカーは仮説を立てながら情報収集します。仮説に合わせて質問を発信し、言語・非言語情報を集めます。

❷　クライエントはワーカーの問いを受けて、自分の状況を振り返り、どの話をどのように伝えるかを判断し、表現します。

❸　❷の情報を受けて、仮説を検証しながら分析します。言語・非言語メッセージの矛盾、情報と情報との比較検討などを繰り返します。情報収集と分析は繰り返し行い、蓄積していきます。

❹　さらに必要な情報が何か、伝えるべきことは何かを判断します。

❺　❹をクライエントに伝達します。「私はこのように理解しました」という投げかけだったり、「今までの語りはこういうことですか？」という問いかけだったり、いろいろな形を取りますが、クライエントに伝えるべきだと判断した内容を表現します。

❻　クライエントが、ワーカーのそうした見解や問いかけを聞いて、自らを振り返り、検討を加え、自分の状況や見えている世界をどのように伝えるかを判断し、ワーカーにそれをフィードバックします。

❼　ワーカーが、クライエントからのフィードバックを受けて、さらに情報収集します。腑に落ちないところを補足質問したり、「なるほど、こういうことですね」と確認したりします。

❽　さらに蓄えられた情報をふまえ、想定していた仮説を検証しつつ、情報を分析します。

＊❹から❽は繰り返されます。

❾　ここまでの仮説検証の繰り返しから、クライエントがおかれている状況、見えている世界はこういうものだろうという判断をします。

❿　❾について、根拠を含めてクライエントに伝えます。

⓫　クライエントは、ワーカーの表現を受けて自らを振り返り、そのとおりなのか、少しニュアンスが違うのか、フィードバックします。もし、クライエントの考えと異なる場合は、さらに❼に戻ります。

⓬　⓫で「そのとおりです」と、クライエントの世界にワーカーが近づけたと返してもらえたら、アセスメント結果の作成、共有になります。ここで確認した事柄については、クライエントとワーカーが同じ理解を手に入れていることになります。

⓭　このように共有できたアセスメント結果も、また時々刻々と情報は新しくなりますので、★からの繰り返しになります。

先行研究では、アセスメントプロセスにおけるソーシャルワーカーの行為と認識は別個に考えられていましたが、行為のなかの省察をする実践家（Schön＝2001）であるソーシャルワーカーは、常に行為をしながら認識しているとされています。熟考、判断なしの行為はありえません。Meyer（1993）も、経験を積んだ実践者はアセスメントで行うすべてのプロセスをほぼ同時に考えることができるとしています。さらに具体的に、Bogo（2006）は、常に焦点を深めるか、広げるか、感情や考え、動機、希望を深く探るか、探らずにおくかを考えながら情報収集すると説明しています。クライエントの利益、緊急性、許される時間、機関の権能といった要素も考慮し、焦点を絞る事項を決めながらアセスメントプロセスを進めるのです。

　そしてアセスメントプロセスのゴールは、アセスメント結果をワーカーが単独で得ることではなく、ワーカーとクライエントとのアセスメント結果の共有になります。ワーカーは、判断をしてクライエントに自らの理解を伝えますが、クライエントもまた判断をしてワーカーに自らの解釈を伝えるという交渉の経過をたどり、最終的な共有に至るのです。

　こうした同時並行する一連の行為と認識のプロセスであるにもかかわらず、情報収集→情報分析と、ステップ・バイ・ステップ方式で描かれることの弊害があると予測されます。個々のクライエントやクライエントのおかれている状況を理解するために必要な「情報項目」があらかじめ設定されており、それらを網羅する情報収集を行い、その後で分析に入るという手順がアセスメントプロセスであるという誤解を生じかねません。年齢や年金の種類といった、一問一答で得られる項目だけでなく、文脈を加味しなければ理解しえない情報もあります。複雑な要素を組み合わせて、状況や実態を理解しようとするプロセスなのですから、情報収集と分析は同時に行われなければ成立しません。

　したがって、アセスメントプロセスとは、ソーシャルワーカーとクライエントそれぞれの行為と思考・認識が同時並行で行われる情報収集と分析のプロセスである、といえます。

3　ソーシャルワーカーに求められる認識

　アセスメントこそ専門性が発揮される場とされています。しかし一方で、アセ

スメントこそがクライエントを無力化させるともいわれています。それは、アセスメントプロセスを通して、クライエントに「あなたは劣っている」と伝えることになるからです。「人に問題があるから援助を必要とする」という前提に立てば、問題は人に帰属していることを示唆し、「問題」こそが専門職の存在理由になります。そうして専門職に、問題の特定とそれへの命名、原因の解明と問題解決が求められるようになります。すると、それらを実践できる専門職の力は増大します。エンパワメントを志向するソーシャルワークにおいて、その全プロセスの基礎になるアセスメントが、クライエントを無力化する構造を内包していることになるのです。

　クライエントを無力にさせないために、こうした潜在的矛盾を含むアセスメントプロセスを遂行するソーシャルワーカーは、ソーシャルワークの価値に基づく「世界の見方」を身につける必要があります。ここでは、❶問題は個人の持ち物ではない、❷真実は１つではないという２つの考え方を紹介します。これらはポストモダンの影響を受けた考え方ですが、個人の尊厳と社会正義を価値基盤とし、個と環境との相互作用を重視するソーシャルワークの世界観と一致します。

（１）問題は個人の持ち物ではない

　クライエント＝問題ではないととらえます。それなのに「多問題家族」「精神疾患」といった言葉がすべてを説明するものとして使われているのを目にすることがあります。アセスメントのために個人や環境を見るときに、足りないものや弱さ、病理に集中すると、クライエントや環境をラベリングして非難することにつながります。

> **ラベリング例**
> 　「あのクライエントは発達障害だからトラブルが多い」
> 　「あの人はボーダーだから振り回されるよ」
> 　「あの家族はクレーマーなんだわ」
> 　「困難ケースだから」

　例えば精神障害者は、診断名でラベリングされてきました。疾患はその人の一部に過ぎないにもかかわらず、何か理由があっての行動かもしれないのに、背景は問われず、診断名だけがすべての言動の原因ととらえられます。その人のアイ

デンティティは障害や病名で説明されるとみなされるのです。個人にグループのレッテルを付与すると、その個性は消されていきます。それは介入の効果を下げますし、クライエントを非人間的にしてしまいます。

　マイナスに注目することの最大の問題点は、人間の強さや可能性、成長力が見えなくなってしまうところにあります。さらにソーシャルワーカーなのに、環境のなかの人という見方ができなくなりますし、パートナーシップや協働の感覚を見失ってしまいます。疾病理解はもちろん重要ですが、カテゴリーで人を見てしまったり、人に問題があると考えてしまったりするリスクがあることを、肝に銘じておくべきでしょう。アセスメントプロセスを通して、クライエントを貶める可能性が示唆されているのです。

　本来ソーシャルワークが目指すのは、クライエントの唯一無二のよりよい人生です。その、「よい」かどうかを評価するのはクライエント自身であり、「よい」人生に貢献するのはクライエントと環境のストレングスです。したがってストレングス視点は、ソーシャルワークにとって最重要課題の1つといえます。

　アセスメントプロセスにおいてこそ、ストレングス視点が重要なのです。その注目すべきストレングスとは、個人の人柄、特徴、価値、その人が自らを取り巻く世界について知っていることなど、その人の持ち味はほぼ何でもストレングスと考えられます。よくいわれる「強み」「能力の高いところ」という、狭義の「ほめられる部分」ではなく、例えば大阪弁が話せることや、しぶといところ、ケチなところといった特徴も、地域の近隣住民同士が顔見知りであることや空き店舗が多い商店街も、すべてがストレングスなのです。

(2) 真実は1つではない

　専門職によるアセスメントは、真実と受け止められ揺るぎない地位を与えられがちですが、そもそも唯一の真実などなく、クライエントとワーカーは見えている現実が異なります。ワーカーとクライエントでは、問題のとらえ方も支援プロセスについての見方も異なっていることが調査でも明らかにされています。合理的なアセスメントのために、ワーカーは、複数の視点をもつことに加えて、状況についての絶対的な解釈も、他者についての完全な理解もないことをわきまえることが重要です。

　多様な解釈があるという前提に立つと、ワーカーにはワーカーの専門知が多く

[図2-4] 真実が1つでないならば

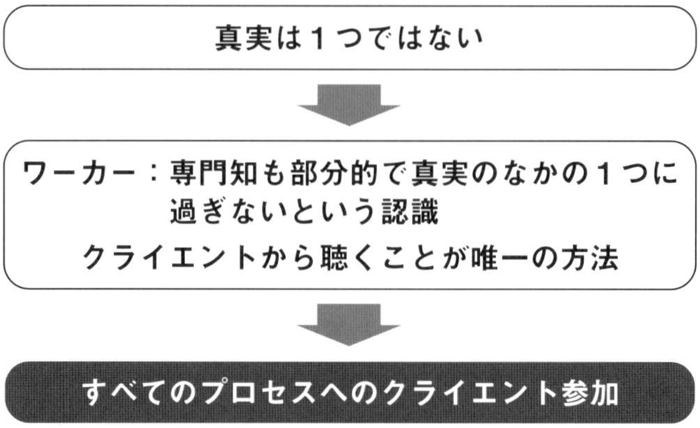

の真実のなかの1つに過ぎないこと、他者に関して完全な理解に到達することはないという事実を、敬意をもって受け止めることが求められます。他者を完全に見定めることなど不可能ですから、betterを目指すしかありません。少しでもクライエントに近づこうと挑戦を続けることになります。そうすると、クライエント自身を最もよく知るエキスパートであるクライエント本人から聴くことは必須になり、ひいては、アセスメントプロセスへのクライエント参加につながるのです（図2-4）。

協働を実現するために、ワーカーは自らの専門職としての力を認識しつつ、クライエントの前では、相手に敬意を払いながら「知らないので教えてもらいたい」というスタンスを採用します。専門知識はもちながら、クライエントの見方を探求する姿勢です。絶対的知識をもつ者ではなく、1つのアイデアとして知を提供する「協働参画者」としての立ち位置です。

「あなたを支援するために、私は何を知っておけばいい？」「この質問はあなたにとって意味がある？」といった問いかけが役に立ちます。アセスメントプロセスには、クライエントの意見表明が重要だと最初に伝えておくことも大切です。さらに、多様な考えやアイデアが出し合えるような、新しい考え方を生み出せるよう対話の場を開くことがワーカーの責任になります。

以上のように、「真実は1つではない」という見方に立てば、ワーカーの専門知に偏らず、自らの経験についてエキスパートであるクライエントに聴き、協働でプロセスを展開せざるをえなくなります。自らの偏見を省察しつつ、初めのア

セスメントに囚われず、疾患名などのカテゴリーに左右されず、少ない社会資源に制限されずに、個別のクライエントを理解するべきです。そのためには、自分の見ている現実は一側面に過ぎないことの自覚と、クライエントの参画を促す姿勢、協働作業を維持する態度がワーカーに求められます。

4 交換モデルによるニーズアセスメントプロセス

　本書で扱うアセスメントプロセス場面は、クライエントとの面接を想定しています。情報源として最も重要なのはクライエントなので、情報収集の対象は第一にクライエントであり、その手段は面接が主です。関係者からの情報も、観察による情報も、すべての情報を活用しますが、クライエントを中心に、クライエントとともにソーシャルワークを展開するうえで必須となる面接場面でのスキルを描きます。

　また、アセスメントプロセスには複数のタイプがありますが（表2-1）、本書では交換モデルのニーズ主導アセスメントを中心におきます。その他のモデルも紹介しながら、このモデルに特化する理由を示します。

　精神保健領域では、疾患の急性期状態によるリスクが伴う場合もあり、ソーシャルワーカーがリスクアセスメントを担わざるをえない状況があります。ワー

[表2-1] **アセスメントプロセスの3つのタイプ**

タイプ	内容
リスクアセスメント	過去と現在の情報を用いて、リスクの特定、リスクの特性について分析し、緊急性、将来起こる確率および危害の深刻さについて評価する。
サービス主導アセスメント	クライエントが、特定のサービス受給が適切か、その受給資格があるかどうかを見極めるための情報収集と分析。既存のサービスの範囲内で、あらかじめ規定された情報を集め、サービス利用の可否という結論を導く。
ニーズ主導アセスメント	どのような種類のサービスが現存し、提供されるかを想定せず、クライエントの実際のニーズは何かを考える。あらゆる種類のニーズを定めたところで、これらのニーズをいかに満たすか考える。固有性と複雑さへの敬意をもち、個別のニーズに合わせたオーダーメイドの創造的なサービス提供の基礎になる。

資料：Beckett（2010），Milnerら（2009）をもとに筆者作成

[表2-2] Smaleらのアセスメントアプローチの3つのモデル

モデル	内容
質問モデル	・ワーカーが知識と技術を用いてアセスメントし、質問用紙に従って聞き、クライエントの回答を処理する。安全で適切なケアパッケージを仲介する。 ・リスクアセスメント場面に適当なモデル。
手続きモデル	・クライエントが、特定のサービス受給の適合基準を満たすかを見るための情報収集。質問は、資源の配分の基準に焦点が絞られ、機関がサービス計画を立てるのに必要な情報を集めるためになされる。チェックリストを埋めていくといった、型に沿ったもので、ほとんどワーカーの判断は不要。 ・サービス主導アセスメント場面に適当なモデル。
交換モデル	・すべてのクライエントは自身の問題のエキスパートと見なされ、情報交換が強調される。ワーカーはエキスパートとしてではなく、自分の専門知を、クライエントの固有の専門知と同等の重みにするよう努める。誰が誰に何をすべきか同意に至るまで交渉する。 ・ニーズ主導アセスメント場面に適当なモデル。

資料：Smaleら（1993）、Milnerら（2009）、Beckett（2010）をもとに筆者作成

カーにとってリスクも重要ですが、比較的病状に関連する情報が中心になりますし、協働の意味合いが変わりますので、本書では取り扱わないことにします。さらに、サービス主導とニーズ主導のタイプについては、本書では、よりクライエント目線を理解し協働することを目指し、ニーズ主導アセスメントを前提とします。

また一方で、アセスメントアプローチについては、表2-2に示すとおり、Smaleら（1993）が、❶質問モデル、❷手続きモデル、❸交換モデルの3つに整理しています。

Smaleら（1993）はアセスメントプロセスを交換モデルで始めるのが効果的であるとしますが、Beckett（2010）は、人生は複雑なので、この3モデルを混合してアセスメント面接はなされるべきと主張します。ワーカーと機関が、どこに到達したいか、何を目指すかが問われます。

続く第3章から第5章では、ニーズ主導アセスメントというPSWの本領を発揮する部分に注目し、交換モデルによるアセスメントアプローチを追求します。

引用・参考文献

Bartlett, Harriett M.（1970）*The Common Base of Social Work Practice*, Natl Assn of Social Workers Pr.

Beckett, Chris（2010）*Assessment & Intervention in Social Work：Preparing for Practice*, SAGE Publications Ltd.

Bogo, Marion（2006）*Social Work Practice：Concepts, Processes, and Interviewing*, Columbia University Press.

藏野ともみ（2006）「ソーシャルワーク論におけるアセスメント概念の位置づけ」『人間関係学研究：社会学社会心理学人間福祉学：大妻女子大学人間関係学部紀要』7, 187-193.

Meyer, Carol H.（1993）*Assessment in Social Work Practice*, Columbia University Press.

Milner, Judith and O'Byrne, Patrick（2009）*Assessment in Social Work（3rd ed.）*, Palgrave Macmillan Press Ltd.

Schön, Donald A.（1983）*The Reflective Practitioner：How Professionals Think In Action*.（＝2001, 佐藤学・秋田喜代美訳『専門家の知恵――反省的実践家は行為しながら考える』ゆみる出版.）

Smale, G., Tuson, G., Biehal, N. and Marsh, P.（1993）*Empowerment, Assessment, Care Management and the Skilled Worker*, National Institute for Social Work Practice and Development Exchange.

Mizrahi, Terry and Davis, Larry E.（2008）*Encyclopedia of Social Work（20ed.）*, Oxford University Press.

3章

アセスメントに活用する実践スキル

アセスメントに求められる姿勢・価値 ―― クライエントからの期待

　アセスメントプロセスがソーシャルワーカーとクライエントとの協働作業ならば、クライエント側がアセスメントプロセスをどのようにとらえ、ワーカーに何を期待しているのかを知っておくことは大切でしょう。私たちが実施した調査結果から、クライエントがPSWに期待する7つのことが示されました。さらにアセスメントプロセスのありようと、クライエントの認識についても、知見を得ました。個々のスキルの説明に入る前に、想定されるクライエントからの期待を確認してみます。

(1) 事柄でなく、人としての関心がほしい

　PSWが、一人の人間としてクライエントに関心を寄せているのか、情報項目に関心があるのかを、クライエントは見抜きます。仕事として、あるいは業務上必要な情報を収集されるのではなく、人間としての興味をもたれていると伝わると、クライエントの回答に対するモチベーションも上がるようです。そのため、型通りでない質問や反応は、好意的に受け止められます。

(2) 基本情報を押さえる質問、問われる意図や回答する意味が伝わらない質問では、回答の意欲がそがれる

　PSWは「基本情報」と考えてそれを押さえにいこうとしますが、クライエントはそれに答える意味があると受け止めるでしょうか。そうした質問が続くと、クライエントは「つまらない」と感じながらもPSWに「お付き合い」する感覚になってしまいます。質問の意図、情報の意味がクライエントと共有できなければ、クライエントは面接そのものに主体的に参加しなくなります。

(3) 面接では、自分の可能性を見出せる結果を期待している

　クライエントは対話を通じて、自身も意識していなかった自らの考え方、ストレングスや可能性について気づかされることを望んでいます。ただし、単なるポ

ジティブフィードバックでは、クライエントは納得しません。広く世のなかを見てきているように感じられるPSWから、クライエントのストレングスが現実社会のなかで活かされるイメージを伝えられると、クライエントはワクワクしますし、自分の可能性を感じられるのです。

（4）ひっかかってほしいポイントに気づいて踏み込んでほしい

　面接のなかでは、クライエント自身をよく象徴しているような、クライエントの伝えたいポイントが訪れるので、そこに踏み込みます。PSWがクライエントの話にひっかからなければ、クライエントはPSWが関心をもって聴いていると受け止められなくなり、語る動機づけを低めてしまいます。面接はライブなので、用意された質問をこなすのではなく、その時・その場で、目の前のクライエントが何を訴えたいのか、ポイントに反応することが必要です。

（5）PSW側の枠組みではなく、クライエントを知ったうえでの提案がほしい

　例えば、クライエントが「朝起きられない」と訴える場面で、「じゃあ、これをやってみては」とパターン化した提案を行っても、クライエントは決めつけられ押しつけられているように感じてしまいます。そうした提案のほとんどは、クライエントもすでにチャレンジしたことのあるもので、かえって反発を招きます。しかし、クライエントが、このPSWは自分を理解してくれていると評価していると、そのPSWからの提案は耳に届くものになります。

（6）イメージの共有ができたことをフィードバックされると、理解されたと感じる

　PSWがクライエントのもつイメージと同じものを見ていると感じたとき、クライエントは「理解された」と感じます。しかし、クライエントの知ってほしいポイントではないところにPSWが共感を示しても、クライエントは理解されたと感じません。PSWがイメージを共有できているとクライエントに認めてもらうためには、PSWにもクライエントの生きている世界が見えていることを、ク

ライエントにフィードバックする必要があります。

（7）PSWの人柄が出ると面接によい影響を与えるが、クライエントはそれだけで理解されたと感じるわけではない

　クライエントは、個々のPSWが自己開示をしながら個性を出すことについて肯定的に受け止めます。嘘がないと感じられる伝え方も重視しており、そこにPSWの真性（偽りのない、心からの、真実であること）が表れている点に注目します。PSW自身の価値観が、質問やちょっとした反応のなかに表現されるのを、クライエントは感じ取るのです。「そうだよね」といったありがちな相槌からでさえも、PSWの価値判断を察知し、自分自身を否定されるような感覚をもつこともあります。

2 アセスメントの前提

　次に、前記（1）から（7）までをふまえてのアセスメントの前提です。同様に、私たちの調査から導かれたものです。

（1）面接はクライエントとPSWの相互作用で成立する

　あたりまえのことのように感じられるかもしれません。面接のなかで、クライエントはお互いに影響し触発し合う感覚を受け止めます。PSWがクライエントの話をウキウキして聴くと、クライエントにそれが伝わり、気持ちのもっていき方も反応も変わり、語りが促進されます。PSWとの相互作用のなかで、展開する話題がクライエントにとって「話したいことがら」になり、より深く語ってくれるので、PSWの理解も深まり、イメージの共有も進みます。PSWは全身全霊でクライエントに聴こうとし、クライエントもまた、PSWのことをよく見て、よく感知し

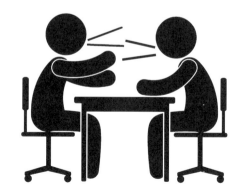

ています。

（2）クライエントは「伝わっているかどうか」を察知している

　この結果は衝撃的でした。クライエントはPSWの半ば反応として表れるノンバーバルな表現を敏感に察知し、自分とどの程度イメージを共有し、理解できているかを把握します。当然のことながら、クライエントは自らが当事者であるという現実から「逃げられない」立場でその面接に臨んでおり、知識と技術と研鑽を積んだPSWに劣らないだけの経験知と（表出されなくても）真剣さをもっています。PSWが「理解する側」、クライエントは「理解される側」という認識は改める必要があります。

3 アセスメントに対するPSWの姿勢

　クライエントから求められているのは、ソーシャルワークの価値にきっちりと根差すことでした。人間の尊厳は「人としての関心」でしょうし、成長可能性は「クライエントが自分の可能性を見出す」ことへの期待として表明されました。
　もう1つ、ソーシャルワークではプロセスを重視すると教えられますが、クライエントは結果を重視していました。考えるまでもなく、何らかの課題があり、それについての専門職と出会ったら、結果を期待して当然でしょう。アセスメント面接においては、「問題解決」ではなく、「共感」「理解の共有」「可能性の提示」といった、クライエントとPSWとの相互作用やクライエントの認識の変化が、その結果といえるでしょう。PSWは、「結果ではなくプロセスを重視」するよりむしろ、「結果を生み出すためのプロセスを重視」することが必要です。

PSWに必要とされる姿勢
- ソーシャルワークの価値を再確認し、そのことを実践に結びつける意識をもつ。
- クライエントとの協働作業を志向する。
- 結果を志向する。

4 アセスメントプロセスに活用する実践スキル

　ここまで、アセスメントの前提となるPSWの基本姿勢について見てきました。これらのことをふまえて、アセスメントプロセスに活用する実践スキルについて解説していきます。

　このスキル群は、14名のエキスパートPSWが模擬アセスメント面接を実施し、その録音・録画データを分析して抽出したものです。「❶情報収集」→「❷情報分析」→「❸判断」→「❹伝達」→「❺アセスメント結果の作成／共有」の各フェーズで活用されたのは28のスキルです（大谷 2014）。さらに、エキスパートたちは、アセスメントのための情報収集をしながら、未来を想像して予測を立てつつ支援の方向性も検討し、価値観の転換へのきっかけを提供するといった支援の実施も同時並行で行っていました。また、アセスメントプロセスを進めるためには無論のこと、基本的な面接技術も必要となり、アセスメントに留まらないスキルが、実際には縦横無尽に散りばめられていました（図3-1）。

　つまり、質の高いアセスメントのためには、広い視野と多様なスキル、さらにソーシャルワークの価値が基礎になければなりません。私たちの調査では、アセスメントスキルの習得と、各種研修やスーパービジョン経験の有無との間に直接的な関連は見出せませんでした。地道な実践の積み重ねとアセスメントに特化したスキル習熟の訓練が必要なのです。

　調査で示されたアセスメントプロセスにおける28のスキルのうち、内容が重なるスキルを除く27のスキルについて、説明していきます。これらはこのとおりにすればよいという単純なマニュアルではなく、ソーシャルワークの価値に裏打ちされてはじめて有効となるものです。

　アセスメントプロセスは「スキル」として身につけたいものではありますが、クライエントと相対するときには、常に自らの人間観、障害観、世界観を問いながら、個人の尊厳と社会正義の実現に通じるかを確認し、日々の実践に臨みたいものです。

[図3-1] アセスメント・スキル

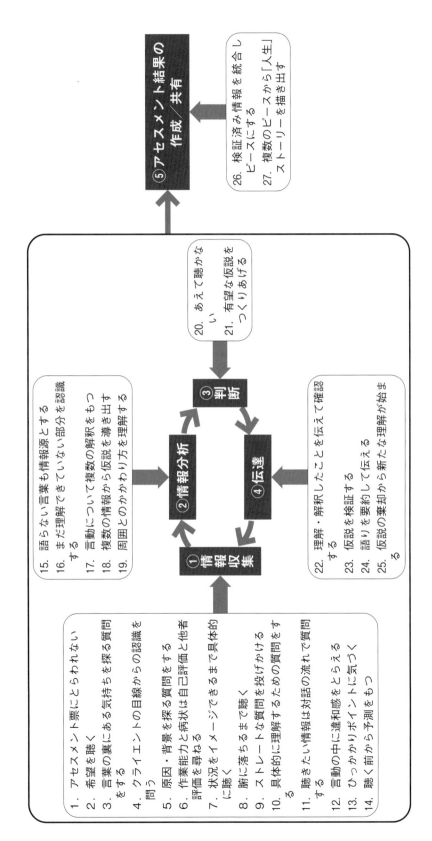

スキル 01

アセスメント票に とらわれない

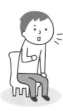
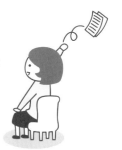

　初任者には意外に感じられるかもしれませんが、どんなに優れたアセスメント票でも、クライエントにとっては「問われる意味も意図もわからない」項目が含まれます。また、クライエントが本当はテーマだと思っているポイントは、表面的な項目にはありません。例えば、精神障害者になってしまったことを受け止めきれない家族との付き合い方に悩んでいるクライエントとの面接場面を想定しましょう。家族構成について情報収集をし、ジェノグラムに書きあげられたとしても、ご家族の本人に対する愛情も期待も、失望も混乱も、日々本人にどのような言葉をどんなふうに投げかけているのかも、本人の家族への思いもわかりません。サービス利用状況を聴くと、「デイケアに毎日通っています」とだけ答えるでしょう。それだけでは、実は家族が「1日も早く病院とは縁を切って働いてほしい」と言っているなどは知りえません。

●「抜けがあってはいけない」は誰のニーズか

　初任者は「情報に聞き漏らしがあってはいけない」との不安から、アセスメント票を埋めることを目指したくなりますが、それは誰のニーズでしょう？　次章で紹介するアセスメント研修でも、初任者からは「どの情報を収集するべきなのかわからないので、ガイドラインとしてのアセスメント票がほしい」といった声が出されます。ただ、クライエント役でその面接のロールプレイを経験すると、「事務的に処理されている気分」「事情聴取みたい」「真剣に聴いてくれているのは伝わるが、PSWの関心を感じられない」「ワーカーのペースになってしまう」「理解されたとは思えない」「つまらないけれど付き合わなければいけない」と、マイナス評価ばかりが並びます。

　一方、ある項目1つについて、そこだけを深めて理解する面接も経験すると、

「どういう人なのかをイメージしながら考えて質問すると、クライエントにも考えていただけたように感じた」「イメージを膨らませながら問うことの大切さを痛感した」「項目に縛られないと、開放感を感じた。自分のもっと聴きたい、もっと知りたいという人間性が出るように感じた」と高評価でした。面接の雰囲気も生き生きとして、和やかになりました。

●クライエントのいるところから始める

「クライエントのいるところから始める」というソーシャルワークの基本は、このアセスメントプロセスでも同様で、クライエントにとっての優先順位を尋ね、面接のテーマを一緒に決めていけるとよいでしょう。そのうえで、個別のクライエントによって異なりますが、押さえるべき最低限の項目は頭に入れておき、自然な対話の流れのなかで確認していきます。

「必要な情報」は、個々のクライエントによって、また同じクライエントであったとしても状況によって異なります。例えば、就労継続支援B型事業所に通っているメンバーから、「そろそろ一般就労したいと思う」ともちかけられたときに、趣味や家族、休日の過ごし方を尋ねたとします。そのメンバーは自分の希望を理解してくれていない、あるいは本気で相談に乗ってくれるつもりがないと思うかもしれません。就労という希望を話された場合は、そう思うようになったきっかけ、希望の業種、就業形態、作業能力、職場で必要とされる対人スキル、就職した場合のリスクと対応策について、クライエントと情報を共有するべきでしょう。あるいは、社会的入院患者さんが「退院しても仕事もないし行くところもないし、もういいんです」と言っている場合には、入院前の生活、人生で一番輝いていたときの話やもう一度やってみたいことなどを聴きます。

●ノンバーバルのサインを感じる

自分の質問の意図が伝わっているか、その情報には自分の未来を開くヒントがあるとクライエントに感じてもらえているか、クライエントのノンバーバルのサインを見逃さないようにします。声のトーン、発話の速さ、目の動き、輝き、表情、間など、すべてがクライエントから送られるメッセージです。1つひとつを大切に受け止め、クライエントにとっても、PSWにとっても大切な情報を1つひとつ共有していきます。この作業を、クライエントとの対話のなかで、一緒に楽しみながら進められれば最高です。

スキル 02

希望を聴く

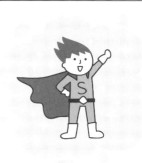

　あまりにも当然すぎて、「スキル」と呼ぶほどのものではないと感じられるかもしれません。しかし、個人の尊厳というソーシャルワークの価値を基礎におくときに最も重要で、実は実践が難しい部分です。これは、PSW側の見立てをもつ前に、家族や周囲の要望を聴く前に、主治医やチームスタッフの意向を確認する前に、行います。まず、「あなたの希望」を尋ねることで、ソーシャルワークの出発点とゴールが本人中心であると伝えられます。さらに、周囲が問題と感じていることではなく、クライエントの希望を叶えるための支援であると、面接の位置づけを明示でき、クライエントの参加を促しやすくなります。

　ここでいう"希望"は、人生の夢や目標といった目指す将来像から、面接の焦点を何に定めるかという目の前のことや特定の場面での対処の仕方、短期目標になりうる直近の課題への対応など、さまざまです。規模や範囲、当面の重要度にかかわらず、まずは本人の希望を聴きます。

●最も大切なものの1つ"HOPE"

　いつの時点で尋ねるかは、面接の流れによりますが、必ず押さえたいのが、本人の夢や希望、将来展望、望ましい自分像といった、燦然（さんぜん）と輝くものです。後々には現実とのすり合わせによって変化していくかもしれません。本人の価値観も反映されるので、PSWも目指すべきゴールとして確認します。

　例えば、「今後の生活について、あなたが一番『こうなりたい』と思うことはありますか？」といった問いになるでしょう。将来の生活や人生をじっくり考えたことのない人も多いでしょうから、ここで明確な展望を語るクライエントは少ないかもしれません。「自立したい」「社会復帰したい」「普通になりたい」といった、あいまいな表現をするかもしれません。そのときは、 スキル 03

スキル05 スキル08 を活用し、言葉の意味、背景や気持ちを聴いていきます。

●小さな希望が大切

　大きな将来的希望を聞いた後に、それより下位の希望を聴くというパターンもあります。例えば、「働きたいっていうと、接客とか事務とか、やりたい仕事はありますか？」などのように、具体的に本人の希望を問います。ここで得られた情報は、本人の志向性はもちろん、現実検討能力や就職関係の情報量などを確認する源にもなります。家族内の関係について、まずコインマップ（コインを使って人間関係を表すツール）を描いてもらい、「これからどう変わっていけばいいと思いますか？」という投げかけをして、家族関係に関する希望を理解する一助にする場合などがこれにあたります。

　また、現時点での困りごとの解決に向けても希望を聴きます。どうなることが本人にとっての解決なのかを理解するためです。「あなたはどうしたい？」という直接的な問いもよいですし、「どうなれば『よかった』と思えそうですか？」「どのような解決を期待しますか？」という解決イメージを問うのもよいでしょう。

●常に聴く、何につけても聴く

　複数の希望や将来像が出てきた場合は、「取り急ぎの第一目標みたいなのはどのあたりにありますか？」と、本人の優先順位を確認することも大切です。希望を知ると同時に、何を重視しているのか、価値観を知る一助になります。この優先順位がPSW側の優先順位と異なることもしばしばあるでしょう。そのときはチャンスです。スキル03 スキル04 スキル05 を用いて、どうしてそのように考えるのかを尋ね、PSW側の認識とすり合わせをしていくきっかけになります。

　この面接の焦点をどこに絞るかについても、希望を尋ねます。例えば「今日はどうしましょうかね。どんな話からいきましょうか」という具合です。どのようなテーマが今のクライエントの関心ごとなのかを尋ね、そこから始めます。面接の途中で、「あなたが話したいことを話せていますか？」「他に私が聞いておいたほうがよいことはありますか？」と尋ねるのもよいでしょう。これらの質問は、本人の希望に関する情報を収集するだけでなく、面接を含む支援はクライエント主導で進むこと、クライエントにも役割があることの表明になります。まずは、些細なことであっても、当事者の希望を常に聴く習慣ができるとよいでしょう。

スキル 03

言葉の裏にある気持ちを探る質問をする

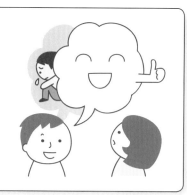

　本人の言葉を受けて、気持ち（情緒にかかわる部分）を尋ねます。動機、対人感情、できごとへの感じ方など、事実として語られる奥のクライエントの心理をはかります。言語化できない気持ちがたくさんあることは前提で、それを想像するための縁(よすが)を探す感覚です。

●直接的に問いかける

　過去であれ現在であれ、事実が語られたときに、「そのときのお気持ちはどのようでしたか？」というように、直接気持ちを聴く場合があります。あまりに「感情」を表出しないクライエントの場合には、PSWが推測して言葉を提供し、その正誤を問うかたちにすることもあります。例えば、「自立ができないなっていう、焦りみたいなものはありますか？」というように。本人からは「焦り」の感情が表出されなくても、他の語りのなかから「焦りがある」と想像できれば、クライエントに投げかけてみるのもよいでしょう。もしその仮説が間違っていても、「焦ってはいないです」や「急いでいるわけでもなくて、いずれ自立できたらいいと思います」という表現から、「焦っているわけではない」という情報が得られれば意味があります。

　可能性のある選択肢を複数提示することもあります。「上司に対してどう感じていました？　怖い？　うるさい？　申し訳ない？」というように、本人にいろいろな感情レパートリーを提示することで、そのときの感情を思い出して自分の言葉で表現してもらえるよう促します。

●間接的に引き出す

　「そういうとき、弟さんはどのように見えますか？」というように、「感情」

に焦点を合わせず、「見え方」、つまり認知を尋ねて弟に対する感情を引き出そうとする問いかけもあります。「弟さんに何か言いたいことがありますか？」という聞き方で、弟に対する思いを引き出そうとする問いも可能です。

> C：就職したい。
>
>> P：本人は本当は働きたいと思っていなさそう。本音を語っていただくため、呼び水として、否定されるだろう問いかけを、あえてしてみよう。
>
> P：働きたいという気持ちが強い？　それとも……？
> C：働かなきゃいかんと思います。
>
>> P：やっぱり「働きたい」ではないみたい。どうしてここまで仕事にこだわるんだろう？　まずは直接聴いてみよう。
>
> P：「働きたい」ではなくて、「働かなきゃいかん」なのですか？
> C：弟からちゃんと働けと言われる。
>
>> P：弟なのに、そんなえらそうなコメントをするのか。弟への劣等感や対抗意識が「就職したい」につながっているのだろうか？　弟との関係が、背景にあるのかもしれないけれど、あまり感情を簡単には語らないクライエントなので、こちらからオーバーな反応を示して刺激してみよう。
>
> P：（トーンを上げて）おお！　弟なのにそんなこと言うんですか？！
> C：弟は正しいと思います。ちゃんと言ってもらえて、ありがたいと思っているんです。
>
>> P：「そうなんです！　腹立つでしょう！」とは言わないのか。弟に対して、どうしてこんなに低姿勢になってしまっているんだろう。本人の言葉で語ってほしい。
>
> P：弟さんから「ちゃんと働け！」って言われても、ありがたいと思う……
>
>> P：語尾のトーンを下げ、思案している含みをもたせてセリフを止め、語りの続きを促そう。

　最後のセリフのように、質問文として投げかけずに文章を途中で終わらせて、クライエントが完成させてくれるのを待つスタイルも使われます。これまでのクライエントの語りを要約して伝え、その先の語りを促したりもします。
　ストレートな質問をしたり、例示したり、あえて選択しなさそうなものを示したり、いろいろな方法がありますが、目の前のクライエントに合った方法を駆使して気持ちを探ります。

スキル 04
クライエントの目線からの認識を問う

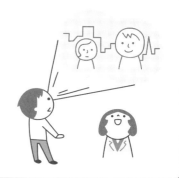

　クライエントの目から、現状や未来はどのように理解、解釈、認識されているかを尋ねます。ここでは気持ちではなく、思考を問います。「現状について、ご自分ではどんなふうに思われます？」「今のご自身をどのように評価されますか？」という総括的な問いかけも、具体的に「現時点で何が課題になると思いますか？」とテーマを絞った問いかけも可能です。「あなたにとって」「あなたとしては」「あなたにしてみると」といった表現が利用できます。「あなたなりに」は「あなたのできる範囲で」という意味になり、能力の限定を前提とする言葉になるので、失礼にあたります。クライエントに対して使用するのは避けたほうがよいでしょう。

●PSWがイメージする「目標」とクライエントが考えている「目標」は違う

　アセスメント票によく取り上げられる項目である「既往歴」「経済状況」はもちろん、「主訴」「生育歴」に至るまで、客観的事実を聴き取ることも多いです。さらに、その訴えをどのようなイメージで語っているのか、その事実をどのように受け止めているのか、何が背景にあると考えているのかまで尋ねることが肝要です。面接の例をあげましょう。

> C：自立したいです。
> P：❶あなたのなかで「自立」とはどのようなイメージですか？
> 　　❷「自立したい」の中身は、具体的にはどういうことを考えていますか？
> 　　❸あなたにとって「自立」は何を指していますか？
>
> POINT：PSWがイメージする「自立」や一般的に言われる「自立」と、クライエントのイメージは異なることを前提に、クライエントの認識を聴いていきます。

ほかにも「社会復帰」「生活リズム」「一般就労」といった、社会福祉業界の慣用句のような言葉は要注意です。周りに言われるままに使っていて、本人が中身についてイメージも言語化もあまりできない場合があります。だからこそ、クライエント目線の理解が重要になります。

最初にイメージがつかめなければ、これまでの就職歴を聴いた後、「そのときの働き方は、あなたにとって『自立』という感じでしたか？」のように、クライエントが表現する話を、主訴である「自立」につなげて問う方法もあります。

● PSWが見ている「現実」とクライエントが見ている「現実」も違う

目標のイメージが共有できたら、そこに至るまでのプロセスも同様に、クライエントはどのように認識しているのかを尋ねていきます。例をあげましょう。

> P：❶就職に近づくために何が大切だと思いますか？
> ❷就職に向けて何から始めたらいいと思いますか？
> ❸具体的に準備したり、考えたりしておられることはありますか？
> ❹近い将来？　それとももうちょっと先？
> ❺就職はどのくらい難しいことだと感じますか？

このように、クライエントの「今」と「目標」との間に対する考えを理解します。スキル05 とも連動します。現状がなぜそのようになっていると思うか、因果関係や何らかの背景についてクライエントがいかに評価しているのかも理解します。同じく例をあげます。

> P：❶就職がそんなに難しいと感じられるのは……？
> ❷事業所に毎日通えないのはどうしてだと思いますか？
> C：病気だから。
> P：病気の何がそこにつながるとあなたは思うのでしょう？

このスキルは、クライエントを中心にアセスメントするための軸になります。アセスメントプロセスは協働で進めますので、クライエント側の現状認識を表現してもらう必要があります。この問答のプロセスは、クライエントの評価なしにはアセスメントプロセスが進まないこと、PSWが一方的にクライエントを評価しないこと、クライエントの見方が中心にあることをクライエントに伝えること、これらをPSWが肝に銘じることが重要です。

スキル05 原因・背景を探る質問をする

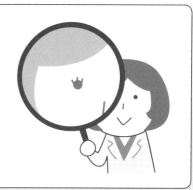

　1つの情報について、その背景や内容まで理解しようと質問を投げかけます。PSW側に、ある程度の仮説がある場合でも、背景がまったく見えない場合でも、クライエントの考えを問います。PSW側に仮説があるときは、選択肢を提示した投げかけもできます。多くは「どうして」「どのような感じ」「どういうきっかけ」から始まる疑問文になります。1つの情報の背景を知ることで、ほかの情報とのつながりが把握できるようになっていきます。

●**背景を知る流れ**

　はじめは、「何かご事情があったんですか？」といった幅広い問いかけをして、「事実」として表面化される背後にあるものを探します。

C：アルバイトも長続きしなかった。
P：アルバイトはどのような感じでしたか？
C：仕事についていけなかった。
P：何かご事情がありましたか？
C：毎日違う作業をやらなきゃいけなくてね。
P：❶作業が難しかったですか？　　　作業能力
　　❷その仕事はご自身には合わなかったということでしょうか？　　　職種の適性
　　❸上司から指示されて動くというスタイルでしたか？
　　　　　　　　　　　　　　　　上司とのコミュニケーションの取り方
　　❹あなたの仕事ぶりについて、上司や同僚から、どんなふうに言われていましたか？　　　自己評価の合理性

上述の例では、作業能力、職種の適性、上司とのコミュニケーションの取り方、自己評価の合理性など、さらに背景を探れるテーマが複数あります。これらのなかから、ノンバーバルメッセージに注意を払いつつ、それまでの対話の内容も加味しながら、クライエントの理解に近づけそうな問いを選んで続けます。

● 「核となる質問」を選ぶ

核となる質問の選び方は難しいのですが、優先順位にルールはありません。「ニーズに近そう」「主訴に関連する」など、PSWがここまででどうしても気になっていたこととつながると感じたら、それを先に解決してもかまいません。

ひっかかりポイント	質問例
周囲に言われるままに従って生きてこられたこれまでの経過から、クライエント本人の意志や自己決定プロセスが気になる。	・「そもそもなぜアルバイトをしようと思ったのでしょう？」 ・「どうしてその職種を選んだのですか？」 ・「働いていたときはそのアルバイトについてどう感じていましたか？」
家族からの評価を気にして、ご自身の希望より優先しておられるのでは？	・「ご家族はそのアルバイトについてどうおっしゃっていましたか？」 ・「あなたがアルバイトから帰宅したら、親御さんは喜んで迎えてくれる感じでしたか？」 ・「アルバイトで作業についていけないなんて話はお家でしておられましたか？」

何かの事象の背景には、クライエントや家族、周囲の環境のありようが深く関係しています。そこでこのスキルは、クライエントの全人的理解のためにとても重要になります。ただ、クライエントの核に近いかどうかは、尋ねてみなければわかりませんので、PSW側の推測でかまいませんから、気になったポイントについて焦点を意識しつつ問いを発信しましょう。そうすると対話の積み重ねから、より確からしい仮説が生まれてきます。それをもとに対話を進めるという、試行錯誤を繰り返すことが必要になります。

スキル 06

作業能力と病状は自己評価と他者評価を尋ねる

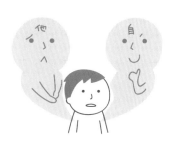

　精神疾患に関する情報は、精神保健福祉領域特有の必須項目でしょう。疾病と障害が併存する精神障害者にとって、病気との付き合いは生活のために外せません。それがクライエントの生活と人生に大きく影響するわけですから理解すべき事項になります。ただ、病ではなく生活を中心に据えるPSWは、医療職が行う情報収集と同じにならないように細心の注意が必要です。症状、睡眠リズム、服薬などは他職種も尋ねます。クライエントにPSWの役割を理解してもらうためにも、同じような質問は控えたいところです。クライエント側にいて、クライエントとともに、症状について、ためつすがめつ理解しようとする姿勢で問いかけます。

　ただし、急性期症状が出現している場合など、医療につなげるべきかどうかを判断するリスクアセスメントは、異なる視点で行います。その場合には、症状、その持続期間、状況を中心に情報収集することになります。

●「自己評価」について

　PSWは治療のためというよりも、クライエントがいかに症状と付き合いながら生活をしていくかを追求しますので、「本人がいかに病気／障害を認識しているか」を理解することが大切になります。その人の病気の受け止め方、意味づけ、症状への対処、再発の前兆、生活のしづらさと対応策について知ろうとします。

　　C：統合失調症です。
　　P：❶その症状のために困ることはありますか？
　　　　❷その症状が出たときは、どのように対処しておられますか？
　　　　❸調子が悪くなりそうだと感じられるサインなどはありますか？
　　　　❹その病気について、どのように感じておられますか？

●「他者評価」について

　作業能力について、すべてのクライエントに対して尋ねませんが、主訴に関連する場合には情報収集をします。クライエントに就労希望があれば「作業能力」、単身生活の希望があれば「家事能力」という具合です。自分の能力評価を適正に行うこと、さらにそれを表現することは誰にとっても難しいので、能力については第三者による評価を確認します。過去、現在、未来についての自己評価を先に尋ね、次に他者評価を確認します。

自己評価
- どのようなお仕事をしてこられましたか？
- 家事はどの程度しておられましたか？
- 得意料理は何ですか？
- そのお仕事はどのくらい続けられましたか？
- ご自分ではその頃の働きぶりについて、どう思われますか？
- これからどんな仕事をしたい、やれそうだと思いますか？

他者評価
- あなたの仕事ぶりについて、上司はどのように言っていましたか？
- ご家族から家事は任されておられたのですか？
- どのようなことで同僚から注意されたのでしょう？
- 施設長さんは、あなたの作業の仕方について何か言われますか？
- 親御さんはあなたが一人暮らしをすることについて、どうおっしゃっていますか？

●自己評価と他者評価の使い分け

　順序として、まず自己評価を問うことは必須です。クライエントの希望を聴いたときに、「主治医はどう言っていますか？」と尋ねるPSWがいますが、そう尋ねられたときのクライエントの気持ちを想像しましょう。「自分はPSWの意見を求めているのに逃げた」「主治医に従わなければいけないんだ」「自分の希望は叶わないかもしれない」などではないでしょうか。

　まず最初に、クライエントの評価を尋ねます。いの一番に、です。それがPSWの評価と一致していれば、わざわざ第三者のコメントを確認する必要性は低くなります。次に進みましょう。ただ、クライエントの自己評価が現実とかけ離れていたり、PSWの評価と異なったりする場合には、他者評価を尋ねましょう。そのギャップについても、クライエントと共有する必要があるからです。クライエント目線での理解とともに、クライエントの周囲の人がどのようにコメントしているかを知ることで、現実を多面的に理解できるよう試みます。

スキル 07

状況をイメージできるまで具体的に聴く

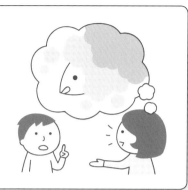

　PSWが、クライエントの見ているものをしっかり状況としてイメージできるまで、具体的に詳細に聴きます。クライエントのなかには、PSWがどの程度クライエントのイメージを共有できているのかを察知できる人がいます。完全に同じイメージをもつことは不可能ですが、抜けたピースのない絵や動画になるまで具体的な情報収集をしていきます。ただ、詳細に聴くポイントは、クライエントの主訴やニーズによって異なります。クライエントにとって関心のないテーマや重要でないと感じられるテーマについて、詳細に聴いていくのは避けなくてはなりません。

●**ピースをはめていく作業**
　家族関係が今のクライエントのストレッサーになっていると考えられる場合を

漠然とした質問からスタート

どんなご家族ですか？

過ごし方
- ご家族が揃うことはありますか？
- 晩御飯は一緒に食べますか？
- 休みの日はお家でどのように過ごしておられますか？
- ご家族でおでかけされることはありますか？

関係性
- 親御さんに対してどういう思いをおもちでしょう？
- お父さんは○○について、どのようにおっしゃいますか？
- お母さんに○○について相談されますか？

ストレス
- お父さんはどのような口調で○○についておっしゃるのでしょう？
- あなたの年金は自由に使えますか？
- 弟さんがそんなことをおっしゃるのは一度だけですか？ よく言われますか？

想定してみましょう。

　家での過ごし方、家族との会話の様子（どのように、どの程度の頻度で、どんな言葉で話すのか）、家族の本人へのまなざしについて尋ねていきます。すべてを網羅する必要はありません。関係性を理解するヒントを待ちます。

●イメージができるまで

　「イメージできるまで」なので、クライエントからはズカズカと自分の領域に入ってくる印象をもたれるかもしれません。「根掘り葉掘り」詳細を聴き過ぎると感じられるかもしれません。「踏み込めない」と躊躇する新人PSWも多いでしょう。ただ、クライエントには、入られたくない領域には踏み込ませない力があると信じることも大切です。

　一方で、クライエントがこの対話の意味を理解し、協働作業として参加してくれているのかを見極める目をもつことも重要です。細心の注意を払いつつ、思い切って、クライエントの経験している現実を追体験するように探求していきます。例をあげましょう。

C：（働きたい理由を問われ）お金を自由に使いたいからです。
P：あなたの障害年金はどなたが管理しておられますか？
C：母親です。
P：もし何か買いたいものがあったら、どうしていますか？
C：お母さんに頼んでお金をもらいます。
P：それは、「○○がほしいから、○○円ちょうだい」って言うんですか？
C：そうです。言えば出してもらえます。
P：そんなときにお母さんが何か言うことはありますか？　嫌々って感じです？ハイハイって感じです？
C：別に、普通に「はい」って渡してくれます。
P：お母さんに言わずに買いたいものが買えるといいと思っておられるのですか？
C：それはないです。別に今のままでも困ってない。

　お金のやりとりの様子がイメージできてきました。まだ腑に落ちないところがありますが、それは スキル08 につながります。クライエントに許可を得ながら、クライエントの景色を分けてもらう姿勢で進められるとよいでしょう。

スキル 08

腑に落ちるまで聴く

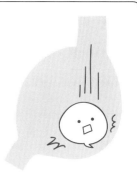

　クライエントの言葉のニュアンスを受け止め、スキル03 のように気持ちも、スキル05 のように背景も聴き、それでも理解しきれていないところを認識し、納得するまで聴き続けます。このスキルのポイントは、「繰り返し聴く」ことよりも、クライエントのストーリーを追体験できるか、自分がクライエントの立場におかれたら同じように感じるだろう、行動するだろうと思えるまで聴くことにあります。

●「根掘り葉掘り」と「腑に落ちるまで」の違い

　自分にとって重要だと思えない既定の質問を細々と続けられるとうんざりするでしょうが、自分の目標を叶えるために必要ならクライエントは情報の提供を惜しみません。主治医が事細かに症状を尋ねることについて、不審に思う患者はいません。ソーシャルワーカーやケアマネジャーについて、「根掘り葉掘り」の苦情が出るのは、「関係ないことを延々と聞かれた」場合でしょう。そこでPSWは、クライエントにとって「意味がある」と感じられる質問の厳選、さらにはその質問にどういう意味があるのかを伝える力が必要です。

●PSWが「腑に落ちる」までの流れ

　クライエントの言葉を精密に聴き取ると、クライエントの発信しているメッセージの微妙なニュアンスにきっちりとひっかかるようになります。PSWの考えを付した例をあげましょう。

　　C：もう35歳だから自立せないかん。

　　　　　　　　　　　　　　P：なぜ35歳が理由になる？
　　　　　　　　　　　　　　　　自立は希望でなく義務？

P：35歳には何か意味がありますか？　「したい」というよりも、「せないかん」というお気持ちですか？
C：お父さんが35歳のときには僕が生まれていました。

> P：お父さんへのあこがれ？
> 　　大人の男性モデル？
> 　　お父さんからのプレッシャー？

P：❶お父さんのようになりたいと思われるのですか？
　　❷あなたにとってお父さんは『人生のモデル』といった感じでしょうか？
　　❸お父さんから、35歳なんだから働くように言われるのでしょうか？
C：長男なのに情けないと思います。

> P：長男として期待されて育ってきた？
> 　　お父さんの定年退職も理由？

P：長男じゃなければ自立しなくてもいいと思えたのでしょうか？
C：そりゃ自立したほうがいいんでしょうけど。お父さんももう定年ですし。

> P：父親の定年、長男としての責任感、父親のライフサイクルとの比較から、35歳が本人にとってキーになっている！
> 　　やっぱり自立は「希望」ではないのだろう。

　「腑に落ちる」というのはPSW側の感覚であり、主観的で絶対的指標はありません。そこでよく言われる「わかったつもりにならない」ことが大切になるのです。ただ、「わかったつもり」になっているのか、「腑に落ちた」のか、判断は難しいでしょう。そういうときには、クライエントの語りを自分の経験として自分の言葉で語り直したときに、自分のなかで筋が通るかを考えます。想像したときに、「自分なら親と同居し続けたくないだろうなぁ」「自分なら35歳にこだわらないなぁ」など、クライエントの感覚との不一致があるはずです。そこから、そのズレが埋まって「なるほど、そういう状況ならばそう考えるはず」と思えるようになるまでです。
　目標は、「イメージの共有」です。クライエントは実体験なのでフルカラーの四次元動画をもっています。PSWもせめて支援に必要な部分については、可能な限り近づきたいものです。クライエントは自分に関心をもってもらい、踏み込まれることを期待しています。そしてイメージが共有できているかを察知しています。クライエントから「合格」と思ってもらえるまで聴きましょう。

スキル 09
ストレートな質問を投げかける

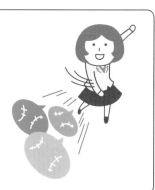

　ストレートに踏み込む質問ですが、これを繰り出すタイミングは慎重にはかります。なかなか本音を表してくれないクライエントから言葉を引き出したいとき、クライエントに内省を促したいときなどに用います。

●ストレートな質問とは？
　クライエントに直面化を促す、厳しい問いかけです。例えば、「一般就労したい」と話すクライエントが、就労のためのステップとして利用する事業所にも、「朝起きられない」という理由で通えておらず、具体的な職業イメージもなく、就労のための準備も具体的にはしていません。面接のたびに「働きたい」とは言うのですが、本心はどこにあるのかを知る必要があります。例をあげましょう。

> P：❶あなたは今の生活で特に困ったことがあるわけではないのでは？
> ❷朝起きられれば事業所にも行けるとおっしゃいますが、実際に起きられそうですか？
> ❸本当に働きたいと思っていますか？

　このような質問により、今の生活に対する不満や変化への希望の有無など、本人の認識を問うとともに、内省を促すきっかけや本音を伝えてもらうきっかけにもなっていきます。

●タイミングは慎重に
　こうした質問は、土足でクライエントのなかに踏み込むようで怖いでしょうか。これらの問いが許されるタイミングはクライエントによって異なると思います。それまでのクライエントの答え方をよく観察して間合いをはかります。基本

失敗例	成功例
C：朝起きられれば、事業所へも通えると思います。 P：そんなに簡単だと思いますか？	C：朝起きられれば、事業所へも通えると思います。 P：朝起きることが、あなたにとって大切なことだと思いますか？
デイケア利用を始めて3か月、毎日通うがプログラムにも参加せず、メンバーとのかかわりも避けているクライエントから初めて、「自分は他のメンバーみたいな病気じゃない」と聞いたとき。 P：自分の病気が納得できないということですか？	デイケアのメンバーから症状への対処法や就労情報を聞くようになり、プログラムにも楽しそうに参加するようになってきたクライエントが「外の友達にはデイケアに通っていることは内緒にしている」と聞いたとき。 P：あなたにとって病気って内緒にしたいことですか？
デイケアスタッフにストーカー行為をした経歴のあるクライエントから、インテークの際に「やっちゃいかんことをやってしまった」と聞いたとき。 P：今、そのときのことを反省しているのですか？	ストーカー行為によってデイケア利用を止められていたクライエントが、「二度としないので利用を再開したい」と言ってきたとき。 P：また前のように誰かを好きになったらどうしようと思いますか？

的に、クライエントが持ち出した話題なら問うほうが自然です。

　1つめはタイミングというより、内容についての例示です。クライエントは自分のことをよく知っていますから、失敗例のPSWの問いは意味のないものになります。一方、成功例では、「朝起き」に逃げていることを示唆しています。2つめは、本人のなかで現状を受け入れられていない状況が読み取れるため、まだ病気の受容を直面化させるには早過ぎます。一方、成功例では、当事者のよさやデイケアのメリットも理解した段階で、本人の病気に対する認識を問うています。3つめは、インテークであることから、タイミングとして早過ぎることと、反省を確認する意図が伝わりにくいので、意味のない問いかけになっています。一方、成功例は、デイケアを利用する際には確認しておかなければならないこととして、本人に内省の準備ができているかどうかにかかわらず、問いかけます。

　仮にクライエントが引いてしまうほど質問の内容がストレートだった場合には、「～について理解したいと思って質問しましたが、性急でした」と詫びましょう。そうすれば、PSWはクライエントを理解したいと思っていること、クライエントの反応を見ていること、クライエントのペースで進めようとしていることは伝えられます。

スキル 10

具体的に理解するための質問をする

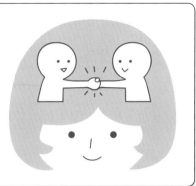

　例示や選択肢の提示、登場人物のセリフの再現や数字に置き換えてもらうような聴き方をします。このスキルはクライエントの主観的評価を具体的に把握するために行う場合、クライエントの見ている現実をイメージするために行う場合などに活用されます。

●主観的評価の具体化

　クライエントの1つの答えからヒントを得て、さらにクライエントの感覚に近づくべく、言葉を変え、角度を変え、見方を変え、より詳細で精密な情報を収集していきます。例をあげましょう。

> C：お父さんは厳しい。
> P：❶お父さんには逆らえないという感じですか？
> 　　❷怖い感じでしょうか？
> 　　❸お父さんは○○について、厳しく言われるのでしょうか？
> 　　❹お父さんに言いたいことはありますか？
> 　　❺お父さんは○○について、どんなふうに話をされますか？

　具体的にPSWがその「厳しさ」をイメージできるような言葉で言い換えていきます。実際に第三者が見ても「厳しい」と感じられるような言動があるのか、具体的な父親の言動を再現してもらいます。

　もう1つ、例をあげましょう。兄弟関係を知りたいときに、クライエント側の主観的評価を尋ねます。クライエントの弟に対する感情を理解するために「好きか」「仲よしか」を尋ねたり、「信用」や「見え方」といった異なる角度で問うたりします。

P：弟さんと仲はよいのですか？
C：まぁまぁ。
P：❶弟さんのことは好きですか？
　❷兄弟でどんな話をされますか？
　❸弟さんは信用はできそうですか？
　❹弟さんってどんな感じに見えますか？

●**選択肢や数字の提示**

　口数が少なかったり、話すことに抵抗を感じていたりするクライエントとの対話では、PSWが選択肢を提示するのも有効です。「不安になる」と話すクライエントに対して、「そわそわする感じ？」「怖いに近い？」「うまくいかないかもって思う？」など、PSWの想像でクライエントの感覚を言葉にしてみます。

　数字に置き換えるというのは、「ご自分の集中力について評価すると、何点ぐらいつけられそうですか？」「もう限界だ！と思うほどの不安を10点とすると、今は何点ぐらいですか？」などのように、クライエントの言葉についてイメージが共有できるよう、具体的に数値化してもらうことです。数字に置き換える作業は、クライエントにとっても漠然とした感覚を「見える化」する機会になります。

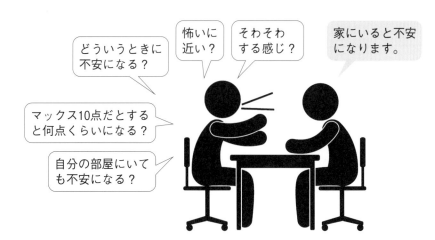

　具体的にする質問は、やりとりの意味内容の誤解が少なくなり円滑になるだけでなく、対話が深化しやすくなり、主観的なクライエントのイメージを理解するのに役立ちます。

スキル 11
聴きたい情報は対話の流れで質問する

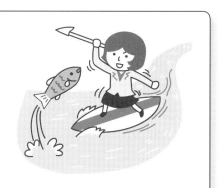

　クライエントの出した話題に乗せて、PSWが必要とする情報について質問を投げかけます。PSWには聴きたいと思っている事柄が常に複数存在するため、頭のなかには、今話している内容とは異なるテーマがいくつもあります。事前にPSWが把握したいと思っていた情報に限らず、対話のなかで出てきた疑問やひっかかりポイントも、「聴きたい事柄リスト」に加えられていきます。優先順位を決めながら（この順位も刻一刻と入れ替わります）、蓄積しておきます。それらを1つずつ、話の流れのなかで確かめていけるとよいでしょう。このスキルを活用するには、目の前にいるクライエントの全人的理解のために把握すべき事柄を押さえていることと、クライエントのペースも考慮した話の流れを読み取る力、さらにその流れに乗せて問いを発信する能力が必要になります。

●把握すべき事柄を探索する

　スキル01 に通じますが、人によって必要な情報は異なります。作業能力はAさんを理解するためには重要でも、Bさんには不要なこともあります。クライエントの語りを聴きながら、「この人を全人的に理解するために最も必要な情報」を探索する必要があります。多くの場合、それはクライエントにとっても、最も語る必要のあるテーマであるはずです。ワーカーが投げかけたテーマの重要度をクライエントに検討してもらいつつ、テーマについても合意形成していきます。

　「働きたい」という主訴のクライエントなら、作業能力や就労経験は知っておきたいことになりますし、障害との付き合い方がテーマのクライエントなら、現時点での生活のしづらさと本人・家族の障害観は押さえておきたいところです。これらについて、PSWから口火を切ることもありますが、クライエントの話の流れに沿って質問を挟むようにすると、自然な対話の流れを損なわずにすみます。

●話の流れをつかむ

「話の流れ」をつかむコツですが、「そうなんですね」で終わらせないことが基本です。せめて「あなたは〜と感じたんですね」「それを聴いて私は〜と思いました」というように、クライエントの経験や感情を要約したり言い換えたりして自分がどのように理解したのかを伝えるか、自分がどう感じたのかを伝えるとよいでしょう。そのうえで、クライエントから発信されたメッセージのなかに、優先順位を吟味しつつ、「聴きたい事柄リスト」にある内容と近いものがあれば問いを返します。それが、クライエントの語りたい内容かどうかをはかりながら、進めるとよいでしょう。

●いくつかのバリエーション

C：夜中に自転車でコンビニに走ります。
P：親御さんはそのお出かけをご存知でしょうか？
　　P：親子関係が知りたい。
　　何を買うのでしょう？ 結構な出費になりませんか？
　　P：金銭感覚、嗜好を知りたい。
　　夜中って何時頃ですか？ 帰宅は何時頃になります？
　　P：生活スタイルを知りたい。
　　昼間にスーパーではなく、夜にコンビニへ行く意味があるのでしょうか？
　　P：対人スキルを知りたい。

また、親子関係が知りたい場合は、以下のように返せるでしょう。

C：事業所のスタッフには○○について相談しない。
P：親御さんには相談されますか？
C：自分では頑張ったと思えない。
P：親御さんも「よく頑張ったな」とはおっしゃいませんか？

どのような話題だとしても、PSW側の聴きたいことにつなげられます。ただ、すべての話題をPSWの聴きたいところに引っぱっていっては、クライエントの主体的参加になりません。クライエントのリズムやペースを乱さない範囲で、「自然な流れ」のなかで行うことが必要です。

スキル 12

言動の中に
違和感をとらえる

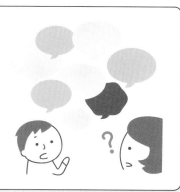

　次の スキル13 の「ひっかかりポイント」にひっかかるためには、クライエントの言動の中から違和感をもつことが必要になります。対話を重ねるなかで、PSWなりのイメージをもちますから、それと異なると「どうしてだろう？」と疑問が生まれますし、ズレがあると「あれ？」と違和感を覚えます。具体的には、ワーカー側の想定や感覚、価値観と異なるところ、それまでの話の文脈に合わないところなどがあげられます。

●「事前情報」の中からとらえる

　違和感は、事前情報として簡単な事例紹介を見ただけでも、複数見つけることができます。例えば、「働きたい」という主訴のクライエントのこれまでのアルバイト経験が2回だった場合、「仕事したいっていうわりにはなぜかな」と感じたり、20代でグループホームを利用した経験があることから、「両親との折り合いはどうなのだろう？　いろいろな葛藤があったから入所したのかな？」と考えたりします。

●「言語表現」の中からとらえる

　対話の中で、それまでの語りとの矛盾などに違和感を覚える場合と、クライエントの言葉1つに対して疑問をもつ場合とがあります。
　前者の場合の例をあげましょう。趣味もあり、まじめに作業もこなし、作業所のなかで友人もおり、人との交流もあるクライエントですが、本人の語りは、「何をやってもうまくいかない」といったあきらめや、「しなきゃいけない」という義務感だけがクローズアップされます。「どうしてここまであきらめちゃっているのだろう？」と疑問を抱きます。

後者の場合は、次の例のとおりです。クライエントの言葉1つに対して、複数の違和感を見つけることもできます。

C：35歳だし働かなきゃいけない。

P：❶年齢だけが理由なのだろうか？

P：❷A型事業所に通っているのに、そこはご本人にとって『働く』というイメージではないのだろう。では、ご本人はどのような「働く」イメージをもっているのだろう？

P：❸年齢的に働かなければというステレオタイプの規範的価値観が強くて、主体的な希望を感じられていないのでは？

● **「非言語表現」の中からとらえる**

　ノンバーバルなクライエントの佇まいを感じて、その空気感に違和感を覚えることもあります。例えば、アルバイトで仕事のスピードについていけなかったこと、グループホームでもうまくいかなかったこと、家族から無職であることに対して厳しく批判されたことなどを、抑揚なく淡々と語るクライエントを見て、「感情を抑圧する術をもっている。一方で、感情を抑圧するとひずみが出るはずだが、そのひずみが見えない」といったように、ノンバーバルな話し方や表情などから違和感を覚えることもあります。さらに、明確に言語化できないけれども「何となくふわふわした感じが気になる」というような、漠然とした違和感の場合もあります。

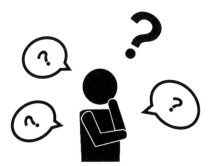

　こうした違和感や疑問については、すぐに質問として返すときも、頭においておくときもあります。その疑問の重要度や話の流れ、言語化できるタイミングかどうかをはかります。

スキル 13

ひっかかりポイントに気づく

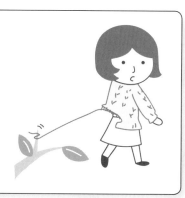

　ここまでのスキルの説明のなかで何度か出てきていますが、対話の中でPSWが「ひっかかりポイント」にひっかかるかどうかが大切です。ひっかかりポイントとは、クライエントから発信される言語・非言語メッセージの中で、「ここをもっと聴けば、この人をより深く理解できるのでは？」とソーシャルワーカーが感じるポイントのことです。スキル12 の、違和感のあったポイントのなかで、さらにクライエントその人をより一層理解でき、深く語れそうなところ、核に近いところです。

●クライエント側の「ひっかかってほしいポイント」

　クライエントにとっても、「ストーリーのなかで食いついてもらいたいところ」として認識するテーマがあります。そこにPSWがきちんとひっかかって問いを発信すると、クライエントはさらに話したい気持ちになります。問われることで、あらためて自分はそのように考えていたのかと感じるそうです。ですから、「ひっかかりポイントがなかった」とPSWが思う面接は、クライエントにとっても、話したいと思えるテーマも、振り返りを促されるような内容もなかった面接であったといえるでしょう。

●「ひっかかりポイント」に気づくために

　クライエントが強調したところ、PSWの想定と異なるところ、言動に矛盾があるところ、いつものクライエント（他の事象についての語り方や、他の事柄とのかかわり方なども含む）と異なるところ、常識から外れるところなど、「差異」に敏感になりましょう。例をあげます。

ひっかかりポイント

対話	ひっかかりポイント
C：いくつもの職歴を語るなかで、「この仕事は何度も辞めたいと思ったけど踏みとどまったんだわ」 P：なぜがんばれたのですか？	「この仕事は」の「は」という区別の助詞
C：（暗い表情で）デイケアをやっと卒業できます。仕事して、健常者と結婚したいと思います。 P：卒業と言いながら、あまり嬉しくなさそうに見えますが……？	ノンバーバルメッセージと言語表現との矛盾
趣味はない。休日も家でぼーっとしているだけ。楽しみは食べることくらい、といつも言う。 C：学生時代から地域のフットサルチームに所属して、発病後も参加していた。 P：趣味はないっておっしゃっていましたが、フットサルはもうやらないんですか？ 何かやめる理由がありましたか？	PSWがこれまでイメージしていた本人像とかけ離れている
国家公務員の父親と専業主婦の母をもつ長男で、子どもの頃から成績もよく期待されて育ったクライエント。毎日のように「早く働け」「男のくせにそんなんでどうする」と親から言われているという話を聴き、家の居心地は相当悪く、親御さんからのプレッシャーを受けているだろうと想像する。しかし家族の話をしても、親への不満も、家でのストレスも語られない。 P：私があなたなら、早く家から出たいと感じそうですが、あなたはどうですか？	クライエントからの「語られなさ」がPSWの感覚と異なる

　こうしたPSW側の見立てや、PSWの考える常識とのギャップがあると、その情報はPSWの意識に「ひっかかり」として残ります。対話の流れのなかで、これらのひっかかりポイントで立ち止まり、そこに対する問いを発信することが、スキル11 につながりますし、PSWの勝手な解釈のまま決めつけてしまわないためにも重要です。

　PSWのひっかかりポイントと、クライエントが関心を惹きたいポイントがずれる場合も多々あります。それでも、「私は年齢にこだわりはありませんが、なぜ35歳なら働かなければと思うのですか？」というように、PSW側のひっかかりを伝えるのは意味があります。クライエントに他者の感覚を伝え、それを通して自分を振り返るチャンスを提供することになるでしょう。

スキル 14

聴く前から予測をもつ

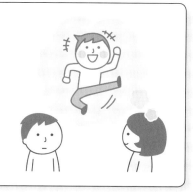

　「見立て」とすると正確さが求められるように感じられるので「予測」としました。とはいえ、根拠をもちますから、当てずっぽうでもなく、単なる「想像」でもありません。これは「勝手なイメージ」だと認識しながら、クライエントについて理解の可能性の幅を広げる根拠ある想像をすることです。大切なのは、「正しいかどうかは不明なPSWの一方的な推測」であることにしっかりと留意することです。目の前のクライエントがどのような人なのかは、あらゆる可能性を試してみないことには（試したとしてもわかりきることはないのに）わからないから、イメージの幅を広げておくことが一助になります。

●「面接前」にすること

　他機関や他職種からの紹介で出会ったクライエントなら、あらかじめ何らかの情報があるので、そこからも予測は始まります。家族状況や入院歴、職歴、クラブ活動などの項目が情報源になります。例えば両親が教員であれば、「よい子であらねばならない」プレッシャーが強かったのではないか、高校時代にバスケットボール部に所属していたなら、仲間と協力する対人スキルをもっているのではないかと思い描きます。このように、偏見に満ちた「勝手な予測」です。これらをもとに本人と出会い、本人からのメッセージを受けて、予測とのギャップに違和感をもち、修正していくことになります。

●「面接中」にすること

　面接が進んでいくなかでも、情報が増えるたびに推測も進みます。入院歴が3回あると聴けば、共通するきっかけがあるだろうと想定しますし、グループホームを退所した経験があるという話から、集団が苦手ではないか、あるいは合わな

い入居者がいたのかもしれない、新しい環境に馴染むのに時間がかかるのかもしれないと考えます。

このようにPSWが想像することで、次の質問が発信され、クライエントの応答をもって間違いが明らかになり、その「予測」は消えたり、修正されたり、裏づけられたりします。例をあげましょう。

> 学校でもクラブ活動をしたことがなく、今も週に1回B型事業所に通う以外ほとんど外出をしないというクライエントです。
> C：グループホームに入居していたときも、イライラして長くはいられませんでした。
> 　　P：集団のなかで過ごしたり、人と打ち解けて交流することが苦手かもしれない。
> P：人とかかわるのがしんどい感じでしょうか？ B型事業所ではどんなふう？
> C：作業はいいけど、ミーティングが苦手です。親しくないのに、みんなのなかでどうしていいのかわからない。
> 　　P：やっぱり集団が苦手みたい。親しい人なら大丈夫なのかな？
> P：事業所内に親しい人はおられますか？
> C：趣味の合う人はいます。
> 　　P：親しいわけではないのかな？ 人との交流が苦手なわけでもないのかな？
> P：趣味は何ですか？
> C：野球観戦です。その人と一緒に見に行ったりします。
> 　　P：集団はまだわからないけれど、人込みのなかは大丈夫なんだ。

このように、予測が修正されたり補強されたりしていきます。こうして対話が進むと、「予測」が徐々に裏づけをもった仮説になっていきます。

● **「予測」の内容について**

「予測」はクライエントの属性的な情報だけでなく、「きっとこういう質問には答えないだろう」「その話題は続けても堂々巡りしそう」というように、面談でのクライエントの応答の仕方についてもあらかじめ推測します。どこまでクライエントがある課題について実感を伴って考えられているか、分析が進められていそうかを推し量ります。そうしたPSW側の推度に合わせて、質問の仕方を変えたり、質問をやめたり、話し方を修正したりします。

スキル 15

語らない言葉も情報源とする

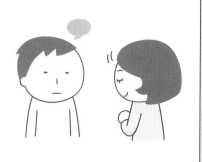

　語られるであろうと想定される語りが「ない」ことも、情報源となります。クライエントの言葉、ノンバーバルメッセージが重要なのですが、それと同様に、「言わなかったこと」もメッセージとして受け止めます。「ない」ことに気づくのは難しいのですが、 スキル14 の予測があるからこそ、それと異なる反応をクライエントが示せばそれが情報源になります。

●語らない言葉とは

　クライエントが気づいていない、認識していないから語らない場合と、言いたくないから「あえて語らない」場合とがあります。例をあげましょう。

> 　病気に対する理解もなく、働かなければ一人前ではないと本人を否定する父親の「社会は厳しいからお前なんかでは到底無理だ」「いいかげんに独り立ちしないと、野垂れ死にだぞ」「妹にまで迷惑かけることだけは許さない」などという言葉をクライエントからこれまでに聴いています。
> P：お父さんに対して、言えるなら言ってやりたいことはありますか？
> C：お父さんはずっと自分たちのために働いてくれているし、社会を知っているから、お父さんの言うことは正しいのだと思います。

　働けていない事実があったとしても、本人を厳しく非難するお父さんに対して、「自分を否定することしか言わない」「精一杯やっている自分を認めてほしい」といった不満や文句が出るのではないかという予測のもと、「言えるなら」と仮定法で促しましたが、予測した言葉はありませんでした。

●語らない言葉の解釈

　「あえて語らない」背景には、「知られたくない、聞かれたくない」「言う必要があると思わない」「思い出したくない」などいろいろあるでしょう。例をあげましょう。

> 　離婚歴があり、28歳になる子どもがいるクライエントです。元配偶者が親権を取り、子どもが4歳のときから会えておらず、今も消息はわかりません。かつて親戚に連絡を取って尋ねましたが教えてもらえず、手紙も送り返されてきています。「夜泣きがひどくて眠れない」と愚痴る子育て中のメンバーとの会話です。
> C：今が一番大変だけど、もう少ししたら楽になるよ。
> P：詳しいですね。
> C：まぁね……。

　クライエントがあえて語らないことについては、「語りたくない何かがある」という情報として受け止められれば十分で、支援に必要がなければあえてふれません。先の「父親に言いたいこと」の例のような場合は、「あまり葛藤がない」「自己否定の感覚が植えつけられている」「父親に対するアンビバレントな感情を抑圧している」など、新しい予測を立てます。それと同時に父親から否定され続ければ子どもは不満を鬱積させるという心理学的知見をもとに、本当は不満があるという予測も完全には棄却しません。本人の言葉から、父親に対する感謝や尊敬という感情だけでなく、「語られなかった」という事実も頭においておきます。

●登場人物の語らない言葉

　クライエントによる語りの中の登場人物の「語らない言葉」についても、情報源とします。例えば「深夜に外出して飲酒することについて、親御さんは知っているけれど何も言わない」と話すクライエントについて、「親御さんと話をしているなら、それはダメと言ったり止めたりするだろうから、本当は親とのコミュニケーションがあまりないか、本当に何も言わないとしたら関係がうまくいってないのかな」という具合です。

　話されなかった言葉をとらえるためには、PSW側に予測や想像が必要です。その想定が裏切られることにより「ない」ことが認識され、1つの情報となるのです。

スキル16 まだ理解できていない部分を認識する

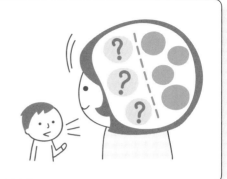

　クライエントと周囲の状況理解のためにまだ不足している部分がわかるという、高度なスキルです。人間を完璧に理解しきるのは不可能ですが、支援のために理解すべき範囲は大まかにあります。ただそれもきわめて個別性が高く、明示できるものではありません。それでもエキスパートには、感覚的に「支援計画を立てられるほどに十分な理解」のイメージをもっています。だからこそ、欠けている部分を念頭におきながら面談を進めることができ、あらゆる話のなかで、その情報につながるヒントを探すことができます。「わからない」＝「知りたいこと」ですから、「理解できていない」という認識は、必要な情報というターゲットが明確であることを意味します。

●「理解できていない」バリエーション

　「まだ踏み込めていない場合」「尋ねたけれども十分な回答が得られていない場合」「そのテーマで回答は得たが理解しきれなかった場合」など、いくつかの場面が想定できます。共通するのは、それが必要な情報であると認識されていることです。必要な情報は、クライエント一人ひとりによって異なります。それを「その人の核」「その人のツボ」と表現するエキスパートもいます。「もうちょっとイメージに落としたい」「PSWのなかで描けていない」「？のまま」と、情報不足による理解の不十分さを認識します。

●「理解できていない」認識をもった後の進め方

　「まだわかっていない部分」は、わかるまでそのときに聴き続ける必要はありません。タイミングを見て再度聴いたり、他のスタッフに情報を求めたり、場面を変えて参与観察をしたりなど、さらなる理解のための方法を模索していきま

す。そのときその場でわかることを追求せず、わからないまま進めていきます。ある部分の理解が欠けていることを念頭におきつつ対話を進めると、その部分とは異なるような話からも、周辺的な話からも、ヒントになる情報を引き寄せることができます。「クライエントの核」に近づくためには、理解すべきポイントに焦点を絞った情報収集が重要だからです。例をあげましょう。

> 家族のなかで葛藤がありそうだとPSWが感じるのに、直接本人からそうした言葉が表現されないクライエントです。本人が自覚していないのか、言いたくないのか、ふれられたくないのか、本当に葛藤がないのかわからない。さらに聴いてみると、一部上場企業に勤める弟さんの存在や、朝は母親に起こしてもらっていることを知りました。ふれられたくないコンプレックスや、無意識に快適な日常を壊したくないという思いがあるのではないかと推測が進みます。
> P：弟さんと仕事の話をされますか？
> C：あんまりしないけど、職場の愚痴をよく言っています。自分は聴くしかできないけど、弟は「聴いてくれるのは兄貴だけ」と言います。
>
> 弟さんについては「言いたくない」「ふれられたくない」わけではないと推測できます。そうだとすると、親御さんとの関係に何かあるのかもしれないと、さらなる未確認部分をふまえておきます。

●**理解できていないことに気づくために**

わかったつもりにならないことが大切です。「トラブルになりました」「一般就職したいです」といった、一見、それ以上の情報がなさそうに見えるような、「そうなんですね」と答えたくなるようなところは要注意です。

「トラブル」は、事実としてはどのようなことで、それを「トラブル」と名づけたのは誰で、誰にとって「やっかいごと（トラブル）」だったのか、本人はそのときをどのように生きたのか、今はどう受け止めているのか、わからないことだらけです。

パズルを完成させるには、あとどのピースが欠けているかを識別しておけるとよいでしょう。

スキル 17

言動について複数の解釈をもつ

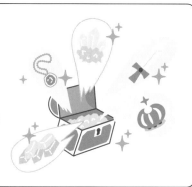

　「解釈」とは、言葉や物事の意味、内容を受け手の視点で自分なりに理解することです。面接でいうと、クライエントの言動をPSWなりに受け止めたものです。受け手の見方なので、主観的で正確ではありません。クライエントに確認せず、PSW側の目線で理解しているだけでは、勝手な解釈に過ぎないといえます。ただ、情報分析の段階では、PSW側が積極的に自分の目線で自分の枠組みで理解しようとすることが重要です。

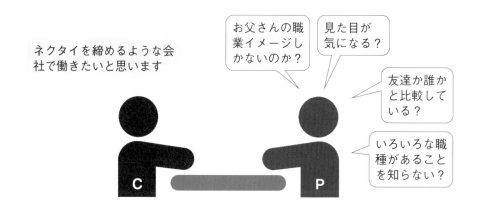

　相手のことはわからなくて当然ですから、解釈は間違っているでしょう。それで構わないのです。ここでは、PSWがそのように受け止めたということを意識化します。

●解釈の対象

　語られなかった言葉を情報源として解釈します。 スキル15 につながります。例えば、クライエントは自分の作業能力について「軽作業も難しいときがある」

と言っていたとしても、「不良品を出しているとか、職員が後で手直しをするとか、職員から叱られるって言わないところを見ると、作業はある程度できているのに自分を過小評価しているようだ」というように、言わないことを情報源に解釈することもあります。

さらに、名状しがたい空気を解釈することもあります。例えば、あるクライエントは、PSWのどの質問に対しても、抑揚も感情の起伏もなく答えます。PSWが、もしかしたら話すのは恥ずかしいかもしれない、勇気がいるかもしれないと思いながら質問をしても、間をおかずに答え、かといって質問されたこと以上の話を追加することはありません。このような非言語的メッセージから、「拒否的ではないけれど、主体的でもない。何のためにPSWと面談するのかもあまり意識しておらず、淡々としている感じ、現実感がとにかくない感じ」と解釈します。非言語を対象に解釈をしますので、相当主観的で臆見だといえるでしょう。

● **支援計画も見越した解釈**

解釈は今後の支援を想定して行われることもあります。例をあげましょう。

C：店長が厳しかったから、そのアルバイトは辞めました。
P：(店長がどの程度厳しかったのかどうかはわからないけれど)

❶もしかしたら本人の作業能力の問題だったかもしれない。

❷もしかしたら本人の受け取り方やコミュニケーションの問題だったかもしれない。

❸もしかしたら、自分の過失を認められないのかもしれない。

❹今後就労支援をするうえで就労継続は課題になりそうだ。

解釈の対象は、クライエントからの言語的・非言語的メッセージ、言わなかったこととさまざまですが、解釈の中身も多様です。クライエントの内面、客観的事実を含む現状、現状の背景、今後の展望まで含まれます。

この段階では「間違っている」前提で、多くの解釈をもっておきます。解釈なのでクライエントからの承認を得るまで、「恣意的レッテル」を貼りながら棚に入れておきます。

スキル 18

複数の情報から仮説を導き出す

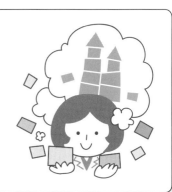

　クライエントの表現から得られたさまざまな情報を関連づけて仮説をつくります。もちろん、ノンバーバルな情報も含まれます。現象や法則を説明するための"仮"の説が仮説なので、スキル17 の主観的だった解釈が、他の情報とも整合性がとれれば、そのまま仮説になる場合もあります。スキル14 の予測をもとに情報収集を重ねていって仮説にする場合もあります。解釈や予測と異なり、仮説は論理的でなければいけません。「クライエントが○○した、あるいは言ったということは、こういうことだろう」「こういうことではないか」と検討されたものです。

●**仮説生成プロセス**

　クライエントの言葉のままではなく、PSW側の解釈が挟まれます。クライエントが言わなかった言葉も、ノンバーバルメッセージも、語りも情報源とし、PSWの予測や解釈、理解を通して、仮説を構築していきます。例をあげましょう。

```
C：デイケアをやめて働きたい。
・最近、恋人ができた。
・「デイケアに通っているうちは障害者だ」
　と言っていた。
・恋人には障害のことを隠している。
```
⇒ 仮説
```
・恋人との関係を続けるために、
　障害者ではない自分になろうと
　しているのではないか。
```

　3つの情報に共通する背景を検討する感覚です。「○○、△△、□□、ということは、☆☆ではないか」という具合です。

- 質問に対して「わからない」という返答が多い。
- 親御さんから長男として期待されて厳しく育てられてきた。
- 「親からほめられたことがない」と言う。
- 自分を肯定的に評価できない発言が多い。
- 高校時代にサックスで、全国区の受賞もしていたのに、自分では「結局ダメだった」と評価している。

→ 仮説
- 返答について、PSWからどのような評価をされるのか気にしているのではないか。
- 自分の考えに対する自信がもてず、これまでもできるだけ意見を言わずにすませてきたのではないか。

　仮説が1つに絞れないことも多々あります。このように、同じ現象について複数の仮説をもつこともあります。それはさらなる情報収集を重ねて、どれが有力なのかを検討していきます。

　まずは幅広い可能性を残すために、頭においておくとよいでしょう。

- 家族でときどき外食する。
- 「B型事業所に通うことについて、親は応援してくれている」と言う。
- 障害年金は自分のために手を付けずに親が管理してくれている。
- 昔はうるさかったけれど、最近は親も「働け」と言わなくなった。
- お父さんも初めて家族会に参加した。

→ 仮説
- 親御さんは本人に対して拒否的ではない。
- 親御さんは病気の理解が深まったのではないか。
- 親御さんが本人についてあきらめたのではないか。
- 将来的に独居や就職に向けて動くときに、親御さんにサポーターになってもらえる可能性がある。

　未来について仮説を検討する場合もあります。これもさらに情報を積み重ねて、確からしい仮説に補強するか、否定する情報により却下するか、いずれかになっていきます。

　いずれにせよ、有力な仮説を生み出すためには、複数の情報が必要です。そのためには、仮説を念頭におきながら、それを補足するための周辺情報を新たに収集していくこと、関係ないように見える情報からも、その仮説に関連させて整合性を吟味することが大切になります。情報と情報、仮説と仮説、仮説と情報を比較検討し、論理的一貫性が保てるもの、矛盾するものを探し、仮説に重みづけをしていくような感覚です。

スキル 19

周囲とのかかわり方を理解する

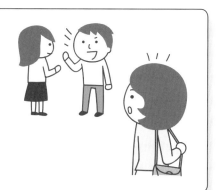

　ソーシャルワークが重視するエコロジカルな視点で、クライエントと環境との関係性に注目します。実践現場ではあまり「環境」という表現を使わないかもしれません。ただ、クライエントシステムを理解するときに、PSWはクライエントの周囲に目を向けています。特に家族関係については、些細な情報をもとに理解し、クライエント自身の経歴を追うなかから周囲との関係の取り方を理解していきます。

●情報から理解へのバリエーション

情　報	理解できそうなこと
・両親ともに定年退職した元公務員である。	・経済的にはクライエントを養うのに問題がない。
・お正月にはお兄さん家族（義姉、甥2人）も帰省し、にぎやかにお正月は過ごすと、楽しそうに話す42歳のクライエント。 ・アルバイトで稼いだ給料で、甥にお年玉をあげられるのがうれしいと言う。 ・「自分が死ぬまでに病気が治ってほしい」と言っていた父親が、最近、家族会に入会した。	・家族関係は良好。 ・家族を大切にしている。 ・兄の家族も本人の障害を知っているのだろう。 ・父親の障害に対する態度が軟化してきたか、理解しようと変わり始めたのかも？
・中学時代はいじめられていた。 ・「同僚からも雑用を押し付けられていました」と本人は言う。 ・B型事業所のスタッフは、「丁寧な仕事ぶりで、任せておいても安心できる」と言う。 ・B型事業所のメンバーからも、「姉(ねえ)さん」と呼ばれている。	・作業能力には定評がある。 ・周りからの信望が厚い。 ・本人は被害的に受け止める傾向があるかも？

　環境として、家族はもちろん重要です。クライエントの人格にも生活にも大きな影響を与えています。親の価値観、家族の生活水準、生活様式などがいかに本

人のありように影響しているのかを検討します。また、友人も大切です。学生時代のクラブ活動、生徒会活動に参加していたか、仲間とどんな遊びをしていたかなどは、クライエントの対人関係を理解するための情報源になります。職場の上司や同僚からどのようなコメントを受けていたかも、クライエントの作業能力や対人キャラクターを知るうえで大きな情報になります。単なるできごとではなく、クライエントのソーシャルネットワーク、対人スキル、嗜好性、社会性などを理解するための情報として理解しましょう。

情　報	理解できそうなこと
・生活保護受給なので経済的に苦しいだろうが、新聞を購読している。 ・欠かさず投票に行く。 ・法改正などに敏感で、事業所でも時折話題にしている。	・知的レベルが高い。 ・社会福祉法制度が自分の生活に影響を与えると考えている。 ・情報通で、PSWにも新しい情報を期待するだろう。
・学生時代にはバスケットボール部で主将だった。 ・30代のクライエントが、大学時代の友人と今でも年に1回は集まっている。 ・B型事業所でできた友人と1泊の温泉旅行に行ってきた。	・対人スキルが高そう。 ・仲間から信頼される人だったのだろう。 ・学生時代の仲間から、就労についての情報が入りそう。 ・社会性がある。

　学校、職場、社会のなかでのクライエントなど、多様なレベルで検討できるとよいでしょう。町内会の掃除に参加するか、コンサートや握手会に出向くか、当事者グループへの参加の有無なども、クライエントの信条、社会に対する姿勢、活動性を理解するために活用できます。

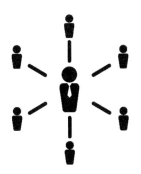

　クライエントとの対話から、クライエントの周囲にも視野を広げて、クライエントが周囲にどのような影響を与えてどのような反応を引き起こしているか、クライエントは周りからどのような影響を受けているかを理解しようとします。

スキル 21

有望な仮説をつくりあげる

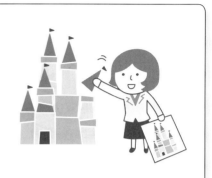

　ここまでに複数の仮説をつくってきました。これをさらに有望なものへとつくりあげていきます。スキル23 の検証にふさわしい仮説を選ぶ作業です。クライエントと理解を共有しておくべき内容ともいえます。できるだけ多くの情報から支持が得られているものを選択します。

●有望仮説生成プロセス

　たくさんの情報がそれを肯定している有望な仮説とは、PSWのなかで、「きっとこうなのだろう」とイメージしている事柄だといえるでしょう。それをつくるプロセスは、情報を蓄積していき、解釈を重ねて仮説をつくり、それを蓄積して

情報	・クライエントは長男 ・両親は教員 ・クライエントは子どもの頃から優等生	・デイケアは半年ほどで辞めた。 ・B型事業所も休みがち。 ・人に勧められて利用開始している。	・弟はバリバリ働いている。 ・クライエントは「父は弟のことはほめる」と言う。
仮説	❶クライエントは期待されて育った。	❷クライエントのなかにモチベーションがない。	❸弟に対する劣等感がある。
さらなる情報	・事業所施設長から、A型に移ることを勧められている。 ・C：事業所ではなく一般就労したい。	・C：障害者になって働けない自分が情けない。 ・C：事業所の仕事はママゴトみたい。	・C：弟は自分のことをよくわかってくれている。 ・C：弟に対抗心はない。
		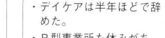❷モチベーション △	❸劣等感 ✕
仮説	❹作業能力も高いが、障害者として事業所で働くことを情けないと感じているし、それではダメだとも思っている。		弟からのサポートを期待できる？

いくという単純なものです。前頁のフロー図で例をあげましょう。

　複数の情報から❶❷❸の仮説を立てているとします。さらに情報を集めて、❸は棄却され新しい仮説が生まれています。❷は的を射てはいないと位置づけられました。新たな情報が入っても棄却されず、それを積み上げてできた仮説❹を有望とします。このように、バラバラな情報の中から関連を見出し、それらをつなげていくと、有望な仮説を導き出すことができます。

●有望仮説生成のための聴き方

　スキル17 で解釈し、スキル18 で仮説を生成しました。面接が進むにつれて新しい情報がどんどん加わるので、それらは1つずつ棄却されたり、より確かめられたりして、共有された仮説になっていきます。そのときの聴き方として、こちらの解釈や現時点での仮説を伝えることが有効です。例をあげましょう。

C：デイケアをやめたいです。
　　［これまでの情報］
　　・最近、恋人ができた。
　　・デイケアのメンバーは皆障害者だからつき合いたくないと言っていた。
　　・恋人に自分の病気は内緒にしている。
P：恋人に病気のことを知られたくないからやめたいと思うのでしょうか？

> POINT：押さえどころは、クライエントの意向、思考、主訴の背景を理解するための情報が得られる問いです。

C：❶そうです。恋人に学生だって嘘をついていて、それが苦しくなった。
　　❷そうです。恋人と続けるためには、私も普通にならないといけないと思う。
　　❸いいえ。私の病気はもう治ったと思う。

> POINT：Yesだったとしてもいろいろな理由がありますし、Noかもしれません。少し幅をもたせたゆるやかな仮説を投げかけると、クライエントの考えを聴かせてもらえます。

　有望な仮説を判断する際に気をつけるべきは、クライエントの承認を得るまでは、これは仮説に過ぎないと最後まで肝に銘じておくことです。情報の蓄積から、クライエントの現実に相当迫っているという実感を伴ってきますが、それでもまだPSW側の思い込みの可能性があることを認識しておきましょう。

スキル 22
理解・解釈したことを伝えて確認する

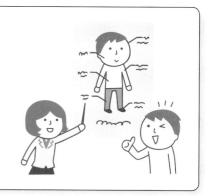

　現状や事象についてのPSWの理解を伝えて、それがクライエントと一致しているかを確認します。PSWがクライエントの語りについて、どの程度イメージできているかを伝えるのに有効です。クライエントはPSWに理解されているかどうかを知ることができます。本人が語っていないこと、もしかしたら認識していないことを、PSWが想像して提示するときもあります。

●**情景理解を伝える**

　クライエントの話を聴き、PSWはその場面を思い浮かべます。PSWがその状況をイメージして伝え、それがクライエントの見ている景色と一致すると、クライエントは「このPSWさんは自分の見てきた景色を同じように知っている」と感じることができます。例をあげましょう。

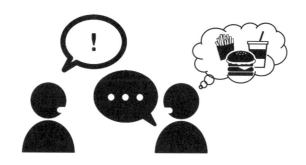

　ファストフードでのアルバイト経験を語ったクライエントに、「調理の方はものすごいスピードで、バンズ焼いたり、パテを焼いたり、機械はひっきりなしにピーピー音がして、動き回るんですよね」と場面の理解を伝えます。ほかにも、「事業所では、バリ取りをやっています」というクライエントに、「ああ、難しくはないけれど、延々と続くのがうんざりするんですよね」というように、その

状況におかれたときの心情まで伝え、それがクライエントの状況と同じであれば、心理的距離も縮まります。

●クライエントの認識を解釈して伝える

　クライエントが自覚している認識も、本人も明確にしていない思いも、対話をしながらイメージしていきます。そのPSW側の解釈をクライエントに伝えて、正しいかどうかを確かめます。

> C：事業所にも行かなければいけないと思うんです。
> P：行きたいっていうよりは、行かなくてはならない、仕事しないといけないなっていう感じなんですよね？　あなたの言葉をよく聴いてると、「やらなくてはいけない」っていう思いのほうが強くて。
>   　　　　　　　　　　　　　　　　　　　　　「希望ではない」と解釈
>
> C：そうです。
>
> C：もういい歳なんで自立したいです。
> P：いつからそう思うようになりました？
> C：前から。
> P：前から。何かきっかけがあったわけでなく、何となくって感じでしょうか？
>   　　　「きっかけはない」と解釈
> C：そうです。お父さんが30歳のときには僕が生まれてるんです。
> P：そういうお父さんのお話を聞いて、「そうか、その年頃にはもう結婚も仕事もしないといけない」と思ってきたということでしょうか？
>   　　　「父親の背中を見て、自立イメージをつくっている」と解釈
> C：意識したことはなかったけれど、そうかもしれません。

　クライエントの言葉をそのまま繰り返したり言い換えたりするのではなく、PSWの解釈やクライエントの言葉から理解したことを伝えます。確認するために伝えるので、クライエントの反応、特にノンバーバルを注視しましょう。

　アセスメントプロセスをクライエントとの協働作業にするために、PSWの理解を伝えることはとても重要です。PSWの理解がずれていないかの裁決をクライエントに委ねつつ、イメージをすり合わせていくことが大切です。

スキル 23

仮説を検証する

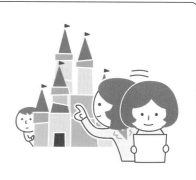

　ここまでに、クライエントの言動から多くを解釈し、そこから仮説を生み出し、有望な仮説をつくってきました。それをクライエントに確かめます。

●検証のための問いかけをする

　仮説をそのまま言語化して、「私はあなたの話を聴いて、こういうふうに理解しました（＝仮説を立てました）が、いかがでしょうか（＝合っていますか）？」などと確認する場合と、異なる角度からの質問をして確かめる場合とがあります。ここでクライエントからの「OK」をもらえなければ、仮説はいつまでも仮説のままで、クライエントの全人的理解を組み立てるパズルのピースになっていきません。

- 家族とあまり会話をしない。
- 本人の障害年金の管理を母親がしている。
- 厳しい父親が定年退職をして家にいる。
- 離婚した妹とその子どもが同居している。
- クライエントは「家にも自分の居場所がない」と言う。

仮説
- 家での暮らしが窮屈で、本当は家から出たいと思っているのではないか。

仮説をそのまま言語化
お話を聴いていて、ご自分の家におられても窮屈で、家から出たいと思っておられるのではないかと感じました。いかがでしょう？

異なる角度からの問い
❶ 一人暮らししようと考えたことはありますか？
❷ どうなれば、あなたにとって居心地のよい家なのでしょう？
❸ もし宝くじに当たって、どんな暮らしでもできるとしたら、どうします？

「仮説をそのまま言語化」する場合には、PSWがこれまでの話を受けて、どんなふうに理解しているのか、クライエントの状況をどのように組み立てていっているのか、途中経過をクライエントに伝え、承認を得ることになります。クライエントの語りをPSWがどう感じて、どのような理解をしたのか、しっかり伝える努力をしましょう。仮説はあくまで仮説なので間違っていてもよいのですが、繰り返し的外れの言語化をすると、クライエントに「話したことが伝わっていない」と落胆される可能性があります。複数の情報に支持されている、クライエントの共感が得られそうなものにするとよいでしょう。
　「異なる角度からの問い」の場合には、自分の仮説を補強する情報が得られるような質問をします。こちらのほうが、クライエントの言葉で説明してもらえる可能性が高くなります。話の流れに合わせて発信できるとよいでしょう。

●クライエントからのフィードバックを確認する
　検証のための問いかけをしたときに、クライエントの表情をしっかり確認することがとても重要です。PSWの言うことが少しずれていたとしても、クライエントは遠慮して「違います」とは言いにくいようです。「そうです」という回答であっても、表情や間からずれを感じたら、「どこか違和感がありますか？」「家を出たいとまでは思っておられないでしょうか？」と尋ねてみましょう。

　PSWができるだけ論理的に考え、クライエント理解に必要だと考える情報を収集し、分析し、仮説を形成していったとしても、それはクライエントそのものとは確実に異なります。可能な限り近づこうとあくなき努力を重ねますが、そもそも100点満点のない世界です。ですから、どこまでも「私はこう思います」と提示して、クライエントから1つひとつ承認を得ていくしかありません。精一杯考えた仮説であれば、「それは違います」と却下されることも、1つの情報です。それにひるむことはありません。承認も却下も含めて「対話」です。クライエントと一緒にそのプロセスをつくっていけるとよいでしょう。

スキル 24

語りを要約して伝える

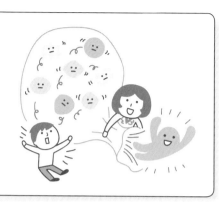

　面接技術としてもあげられる「要約」なので、ソーシャルワーカーはさまざまな場面で行っています。クライエントの言動を、簡潔にまとめて伝えることです。単純に、それまでにクライエントが語った内容について要点を伝える場合、主訴やニーズについてポイントを整理して伝える場合があります。クライエントの言葉をまとめて再現する方法です。

●要点を伝える

　要約してポイントを伝えることは、PSW側の理解を伝えるためにも、クライエントに振り返りを促すためにも有効です。1つのテーマについて一定の情報を得た後にまとめるかたちです。この要約のなかで、クライエントの使った言葉をそのまま使うのも効果的です。例えば「一人前になりたい」という表現をクライエントが使った場合は、「一人前」というのがキーワードになりそうです。要約する前に、「一人前」という言葉に込められたクライエントのイメージを尋ね、理解します。実はそれが「服薬しなくてもよい状態」を指し、PSWの思う「一人前」とは違っていても、要約するときには、再度、「一人前」という用語を入れて伝えます。そのときはクライエントの言う「一人前」の意味を、一般的な語彙としてではなく理解したことを前提にしますので、小さな理解の共有を双方で積み重ねる一歩になります。

　話題がそれやすいクライエントとの面談や、登場人物が多い話、長い時間にわたる話など、聴いているPSW側が混乱しそうな話は、時折この要約を入れて、情報の整理、理解の共有をしていきます。例えば、「あなたがずっと語っておられるのは、朝起きられないから作業所になかなか行けないので就職もできないということでしょうか」というように、語りをまとめます。

●バラバラな情報をわかりやすくする

　クライエントの語りは、順序が前後逆だったり、矛盾したり、関連のないことが続いたりと多様です。自分や自分のおかれている状況を、理路整然と語れる人は少ないでしょう。そのようなときには、絵を描いて視覚化させつつ、クライエントとイメージの共有をはかるのも有効です。例をあげましょう。

　「就職したい」というクライエントと話をしていくと、本人ではなく母親から言われていることがわかってきました。そしてクライエントは、「お母さんは何でも自分のために決めてきてくれていて、それが一番いい方法だと思う」と言います。今回、母親からデイケアをやめて働くよう言われているそうで、スタッフにもそのまま「就職したい」と相談に来られましたが、表情は冴えず、本心は別のようです。尋ねると、「お母さんは正しいと思うけれど、いきなり就職は不安です」とのことでした。「これ以上、経済的にも迷惑をかけたくないし、心配もさせたくないと思うけれど、せっかくデイケアで恋人もできたし、やめたくない」といったことを話してくれました。そこで、以下のような図を描きながら話を聴き、「じゃあ、あなたが困っているのは、『どうやって就職するか』ではなくて、『お母さんの就職希望とご自身の就職への不安にどう折り合いをつけるか』ですね」と確認できます。ここが押さえられれば、このテーマを語るなかで、背景にある母子関係や母親の障害受容といった点にもふれていくことができるでしょう。

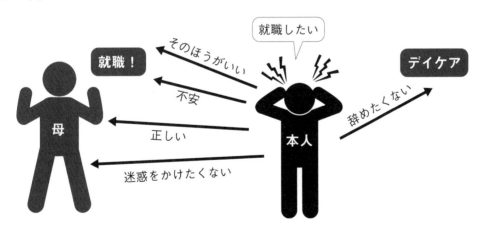

　要約して伝えるうえで大切なのは、❶PSWの理解している内容を伝えること、❷クライエントとPSWが語られた中身について共有すること、の2つです。ここを押さえれば、協働作業としてのアセスメントプロセスが進められていることになります。

スキル 25
仮説の棄却から新たな理解が始まる

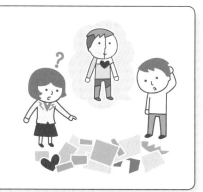

　仮説をクライエントに伝えて、クライエントの見ている世界との異同を確認し、すり合わせていきます。クライエントがPSWの仮説を聴いて、自分の認識と異なっていればそれを伝え、同じであれば理解の共有に至ります。異なっていれば、その部分を尋ねることで、やはり理解の共有ができます。あるいはクライエントの認識は違ったけれども、あるいは認識していなかったけれども、PSWの見解を受けて、そちらのほうが今の自分の感覚に近いと思うかもしれません。名状しにくかった感情に言葉が与えられたと感じることもあるでしょう。そういう場合には、PSWの意見を受けて、クライエント側が認識を修正します。このように、双方が少しずつ理解をすり合わせていくプロセスです。

　次章で紹介するアセスメント研修で一番盛り上がるのが、この検証プロセスです。PSWが練りに練った有望な仮説をクライエントに伝えるのですが、なかなか「そう！ そのとおり！」札を出してもらえません。クライエントの感覚はどこまでもクライエントのものなので、微妙に違い、「う～ん……」と答えることが多いのです。でも、それでよいのです。PSWの仮説がクライエントによって承認されるに越したことはありませんが、「う～ん……」と表現してもらえたら、そこから新しい情報収集が始まっています。真偽がわからない仮の説でしかないことを、自戒をもって認識しておきましょう。

●仮説が棄却されたら

　もし有力仮説が却下されたら、ぜひ、どこが違うのかを尋ねましょう。「〇〇、△△、□□とおっしゃっていたので、☆☆かと思ったのですが、どうずれているでしょう？」という具合に、PSWの仮説の根拠を示しつつ聴きます。PSWが腑に落ちるまで、なぜ、何が、どのように違うのかを聴いていきましょう。

● **仮説から前進するバリエーション**

クライエントとの対話のなかで、仮説を立てながら話を聴き、クライエントからのコメントを受けて否定したり、保留したり、修正したり、あるいは「正解」としてアセスメントのためのピースにしたりします。

一流大学卒業後、大手出版社に勤めた経歴のあるクライエント。
C：早くデイケアを卒業したい。自分はここにいるおかしな人たちとは違う。手帳は就職に響くから取得したくない。

仮説　障害者である自分が受け入れられないのではないか？

P：あなたがデイケアを卒業したいと思うのは、ここにいると障害者だと思われることが嫌だからでしょうか？ 自分はデイケアのメンバーさんたちとは違うと言っておられたし、手帳も嫌なんですよね？ 病気になったことが受け入れられない感じでしょうか？
C：いいえ。むしろ診断名を聴いたときにはほっとしました。自分のしんどさの理由がやっとわかったから。デイケアのメンバーさんたちもおかしな人たちだと思うけれど、何も言わなくてもわかってくれるところがあって、ほっとするんです。だから逆に、このままだと出られなくなるんじゃないかって焦っています。　──→ 仮説×

仮説　障害や障害者に親和性を感じるようになって、染まってしまいそうな自分が怖いのではないか？

P：むしろデイケアの居心地がよいということですね？ このままズルズルと卒業できなくなりそうで怖いのでしょうか？
C：それもあります。でも、親がとても心配して、ずいぶんやつれてしまいました。私はずっと「できる子」できましたので。早く安心させたいと思っています。それに、2か月後に大学時代の同窓会があるんです。そのときに、やっぱりちゃんとどこかの企業の所属先をもっておきたいと思っています。　──→ 仮説△

仮説　クライエントとしては、「障害」に安心する部分もあるけれど、周囲の期待もあり、周りに知られたくないという思いもあるのではないか？

このように仮説検証を重ねて新しい理解、クライエントと共有できた理解を確認していきます。気をつけなければいけないのは、人は日々変わりますし、情報は刻一刻と古くなります。共有できた理解は、全体像を理解するためのパーツとなるのですが、それも変化することを認識しておかねばなりません。1つひとつ、クライエントの世界を共有していきます。クライエントの採否を受け、新しく再スタートしましょう。

スキル 26

検証済み情報を統合しピースにする

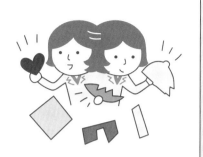

　いよいよアセスメント結果を作成する段階です。ここまでに収集した情報から仮説を生成し、検証してできたデータを組み合わせて、状況を理解するためのピースにしていきます。

●ピースのイメージ

　検証済み仮説を組み立てます。例をあげましょう。

情報	ピース
・夜に眠れないからカップ日本酒を買いに行ってお酒を飲むことを主治医にも話している。 ・薬の副作用について主治医に尋ねている。 ・就職に向けた相談は所長にしている。	**ピース1**　適切な人に相談する力がある。
・事業所の所長が就労移行支援の利用を勧めている。 ・事業所で作業のミスを指摘されたことはない。 ・最後の一番難しい作業工程を担当している。	**ピース2**　移行でやれるだけの作業能力がある。 ＊なかなか認めなかったが、事実を重ねると「そうかも」と頷く。
・中学、高校と吹奏楽部でがんばったことなども、自分を肯定する体験として認識していない。 ・ファストフード店のアルバイトは、バイトリーダーにもなり、3年続けた。 ・アルバイトでも店長から怒られた思い出しかない。	**ピース3**　真面目なのに、自分で自分を認められない。 ＊「ずっと努力してこられた」の部分は認められず。
・事業所の友人と一緒に旅行に行ったことがある。 ・休日に、事業所の友人とときどき出かけている。	**ピース4**　特定の友人と交流する力がある。

これらはPSW側が勝手に考えた仮説ではなくて、基本的にクライエントも共有している内容になります。

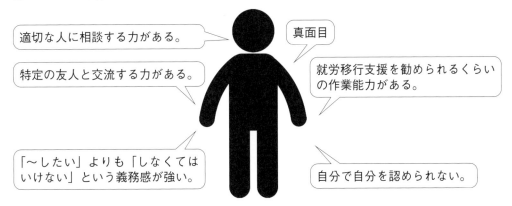

　クライエントの承認を得られなかった仮説で、PSWがどうしても捨てきれないものもあるでしょう。先の例では「ずっと努力してこられた」について、クライエントは認めませんでした。それでもPSWには頑張り屋ととらえられ、それは将来の目標につながる本人のストレングスだと思うときは、「私にはあなたが努力家に見える」と伝え、「クライエントは認めないが、PSWは頑張り屋だとみなす」という共有されたピースをつくるとよいでしょう。

●矛盾するピース

　クライエントの承認を得ていても、合わないピースが出てくるかもしれません。ただ、それらのピースはクライエントとも共有したものたちですから、「○○と□□は矛盾するように見えますが、いかがでしょうか？」と尋ねて、ニュアンスが異なるのか、自覚していなかったけれども新しい気づきがあったのかなど、クライエントと一緒に検討を加えましょう。

　大切なのは、「あなたの見えている世界を私に伝えてくれなければ何も始まらない」と、クライエントにしっかりと伝え、協働作業の参加者になってもらうことです。そのために時間はかかるかもしれませんが、必ずしも時間をかける必要があるというものでもありませんし、時間をかければ成功するものでもありません。できるだけ効率よく、制限のあるなかで本人と状況理解を共有するためには、目の前のクライエントにとって重要なピースが何かを早く察知することが大切です。さらにそのためには、やはりどこまでもしぶとく、クライエントのメッセージをしっかり聴くしかありません。

スキル 27
複数のピースから「人生」ストーリーを描き出す

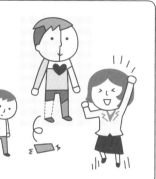

スキル26 で生成できた複数のピースをつなげて、ストーリーにします。このストーリーとは、クライエントを取り囲む環境、直面している課題も含むクライエントの人生を指します。クライエントがどのような家族のなかでどのような価値観を形成してきたか、どのような生活をどのような思いで送ってきたか、今と未来をどのように認識しているか、周囲をどのようにとらえているかなど、まさにクライエントの見ている世界のことです。単純な成育歴とは異なり、環境も含み、クライエントのまなざしが重要です。

● ストーリーの想像

複数のピースを並べて比較検討し、因果関係や矛盾などの関連をとらえながらストーリーを考えていきます。例をあげましょう。クライエントとの確認ができた5つのピースがあります。

・学生時代は吹奏楽部でがんばっていた。
・もう演奏することはないけれど楽器を大切にもっている。
・友人とコンサートに出かけたりもしている。

→ ピース1 大切にしている趣味もあるのに、あんまり楽しめていない。

・「お母さんはきれいで何でもできて尊敬している」と言う。
・素敵な男性と結婚して子どもをもって温かい家庭をつくるのが女性の幸せだと思っている。
・「〜しなくちゃいけない」といった規範的な言葉づかいをよくする。

→ ピース2 しっかり者のお母さんをモデルにして、「こうであらねばならない」という考え方に固執し、他の生き方のイメージがない。

・高校時代、アルバイトもクラブ活動も最後まで続けた。
・「病気になったから、自慢の娘でなくなってしまっている」と言う。

→ ピース3 がんばっていることはあるのに、自分を肯定的に評価できない。

- 高校も大学も、病院も母親が決めてきたし、間違いはなかった。
- 両親には申し訳なさと感謝の入り混じった感情をもっている。
- 母親に決めてもらいたいけれど、息苦しさも感じている。
- 「デイケアには主治医に言われたから来ている」と言う。

ピース4 自分の進路を自分で決めたことがなく、母親や主治医の言うとおりにしてきたが、それが一番よいと思う反面、息苦しさも感じている。

- デイケアで恋人ができた。
- 恋人については反対されるだろうから母親に言っておらず、生まれて初めての秘密になっている。
- 休みの日にデートをしたいけれど、我慢している。
- 今までのような母親に聴いてから動くのではない決め方をするチャンスになりそう。

ピース5 デイケアで恋人ができたことで、「～しなければ」ではない希望をもつようになった。母親とは異なる自分の人生を歩くきっかけになりそう。

これら5つのピースを組み立てたクライエントの人生のイメージです。

5つのピース 人生のストーリー

　しっかり者の母親が敷いたレールの上を生きてきた。本人もそこに過剰適応して、それが一番よい道だと信じて従う生き方に疑問も感じていなかった。けれども、発病をしてどんどん親の期待から外れてしまったと感じて、自信を失っている。両親には感謝しつつ、申し訳なさや自分の人生を決められない息苦しさを感じている。趣味もちょっとした楽しみもあるけれど、自分がどう感じるかより先に母親の反応を気にする。今のままでは何も楽しめないし、自分の人生のオーナーになれていない。

　最近デイケアで恋人ができたことで、母親とは異なる思いをもつ経験をし、「～したい」という思いを初めてもてた。自分の思いに従って自分で決めることができるきっかけにできそう。

　ここで重要なのは、クライエントと共有できたピースを使用すること、そしてこの作業をクライエントと一緒に行うことです。ここまでのプロセスを共有できれば、目標も人生ストーリーもニーズも、クライエントと同じものが見えているはずです。そうすれば、これからどうすれば目標に近づけるのか、計画も一緒に検討できるでしょう。

引用・参考文献

大谷京子（2014）「ソーシャルワークアセスメントスキル―面接ロールプレイを用いた質的分析―」『ソーシャルワーク研究』40(3), 48-57.

大谷京子（2015）「アセスメント面接に対するクライエント評価の探求―面接ロールプレイ分析―」『精神保健福祉学』3(1), 35-48.

4章

アセスメント力研修&自己養成プログラム

1 アセスメント力をつけるための研修の考え方

　第1章では若手PSWの調査からアセスメントの際に陥りやすい失敗ポイントを整理し、第2章ではソーシャルワークにおけるアセスメントとは何かを明らかにし、第3章ではエキスパートPSWの調査から、アセスメントに活用する実践スキルを可視化しました。

　次の段階として、実際にこれらのスキルを実践にどう活かしていくとよいのでしょうか。今まで述べてきたアセスメントについての知見を涵養し、実践的スキルとして活用していくことができるような研修プログラムを開発しました。

（1）研修プログラムの着眼点

●全人的理解としてのアセスメントを目的としたスキル習得

　アセスメントは出会った瞬間から始まっており、もっと言えば出会う前の段階（予約、紹介、概要シート等）にふれた段階で始まっています。さらには、アセスメントはプランが完成すれば終了するということではありません。クライエントの生活、感情は常に動いており、絶えず変化をしているという視点をもちましょう。その時その時に新たな発見や、理解の深化につながるポイントが存在し、それをPSWは的確にキャッチしていくことが必要です。ソーシャルワークプロセスにおけるアセスメントは、「アセスメント」という独立した段階ではなく、そのプロセスとともにあるものという理解をしましょう。

●既存のアセスメントシートへのとらわれから自由になること

　介護保険制度や障害者総合支援法（障害者の日常生活及び社会生活を総合的に支援するための法律）の制度において使用されるアセスメントシートは、クライエントやクライエントを取り巻く環境を的確に収集、整理するというところでは効果的なツールといえます。しかし、時に「そのツールを活用すること」にとらわれてしまう面もあるのは事実です。アセスメントシートの項目を埋める情報収集が目的となってしまい、クライエントその人の理解やニーズの理解という点では十分とはいえないアセスメントになってしまうこともあります。そこで、研修プログラムでは既存のアセスメントシートの有効性は肯定しつつも、そこへのと

らわれから自由になった全人的理解としてのアセスメントスキルを習得するためのプログラムとしています。

●仮説・検証プロセスを身に付ける

エキスパートPSWのスキルである、情報収集→情報分析→判断→伝達のプロセスのなかで行われている仮説検証を研修プログラムの１つの柱としています。それぞれのプロセスのなかで、「情報収集」「情報分析」「判断」「伝達」のスキルが必要です。情報収集では面接技術を活用し、状況をイメージできるまで具体的に尋ね、クライエント像について予測・見立てをもつ、疑問点、違和感、ひっかかりポイントに気づくことがスキルとして必要でしょう。情報分析・判断の過程では、クライエントの言動の解釈を行い、仮説を導き出すことが求められます。伝達では、クライエントの語りを要約して伝え、ワーカーの理解・解釈をクライエントに伝える、仮説を検証するための質問などのスキルが必要となります。

この一連の仮説・検証プロセスを身に付けることが、クライエントとのかかわりのなかで、全人的理解を常に意識したかかわりのポイントとなっていきます。

（２）プログラムの工夫

●レクチャーとワークを組み合わせる

研修は講義スタイルのみならず、受講者自らが取り組むワークを組み合わせています。ワークの解説としてのレクチャーという位置づけであるとともに、ワークを深め、次につなげるためのレクチャーでもあります。体験と学びが循環していく取組みは、受講者がスキルを習得するために適しているといえるでしょう。

●グループでの共有、研修全体での共有を大切にする

一人ひとりの取組みだけでなく、グループで振り返りに取り組みます。グループワークを取り入れるという点では、仲間づくりにもつながり、研修プログラム参加での孤独感を少し和らげることになります。また、研修終了後もお付き合いのできる援助職同士の関係づくりも重要です。グループ活動だけにすると、そのグループのなかで議論がとどまってしまうことがあるので、グループでの活動を研修全体で共有するという取組みを通して、新たな視点の醸成を図るという工夫もしています。

●宿題の設定

　毎回の終了時に、その回の学びを現場実践で取り組むための宿題を設定し、次回の冒頭にグループで宿題の振り返りを行うというスタイルにしています。このことで研修での学びと現場実践とが橋渡しされ、学んだことを現場で実践し、うまくいったか、うまくいかなければ何を改善していけばよいのかを実践レベルでとらえる機会となります。

●繰り返し学習の導入

　研修プログラムでは「バッティング練習」と称し、何度も何度も繰り返し取り組むことにより、仮説・検証プロセスを実践的に活用できるようにしていくプログラムを後半に設定しました。研修プログラムの中心となる仮説・検証プロセスを身に付けるためには、そのやり方をさまざまな事例に対して行えるように何度も繰り返して行うことが重要です。

(3) プログラムの例

　筆者らが行った研修は、全6回1クールで行いましたが、本書ではそれを3回に凝縮し、よりポイントを押さえて開催しやすくしたプログラムを紹介しています。各プログラムのねらいと内容は、表4-1のとおりです。

[表4-1] **研修プログラムのねらいと内容**

回	ねらい	内　容
第1回	アセスメントとは何か ――アセスメントのあるべき姿を考える 　　Lesson 1・2 　　個人ワーク1・2	実践場面で担当しているクライエントをそれぞれ1名想定し、アセスメントシートに沿った面接を、2人一組のロールプレイで行う。役割を交代してさらに実施し、グループで振り返る。その後、アセスメントについての基礎的なレクチャーを行い、先ほどの事例を用いて、アセスメントシートの項目から各自1つ選び、その項目を通したクライエント理解ができるまで面接を行う。その取組みを通して、アセスメントについての基礎的な理解をするとともに、自身の実践を振り返る機会となる。
第2回	アセスメントプロセスのポイント理解 ――仮説・検証プロセスの体験 　　Lesson 3・4 　　個人ワーク3	アセスメントプロセスモデルを提示し、アセスメントがクライエントとの出会いから始まっていることを強調。そのうえで、クライエントとのかかわりから得られるさまざまな情報を組み立てていく「仮説生成」について解説。さらには、創作事例を受講生に提示し、そこから「クライエント理解するために必要だと思う情報」と情報を組み合わせたところで出てきた「仮説」をグループで生成する。
第3回	仮説・検証・共有プロセスの習得を目指して 　　Lesson 5・6 　　個人ワーク4	事例に登場するクライエント役を講師の1名が演じ、情報収集、仮説生成、仮説照合、仮説検証に取り組む。さらには、仮説をクライエント役に投げかけ、共有のためのスキルと仮説・検証プロセスへの取組みを振り返る。

2 アセスメント研修を企画してみよう

　アセスメント研修は、グループで取り組むと効果的であることが筆者らの取組みからもわかっています。ぜひ、ここに紹介するプログラムを活用した研修を始めてみましょう。ここでは、どのようにアセスメント研修を企画するかというところから、実際のファシリテートまで紹介します。

　まず、スタートはアセスメント研修を企画するところからです。アセスメントをテーマにした研修は、介護支援専門員や相談支援専門員などのケアマネジメントを担う専門職を対象に多く企画されています。ソーシャルワーカーの多くも自分自身の「見立て」に自信をもっていないのが実情であり、こうした研修へのニーズは多いと考えられます。まずは、研修企画をどのように立案するかということを考えましょう。職能団体の研修として、行政機関の主催する研修として、あるいは職場内の研修として、「アセスメント」に主眼をおいた研修企画を働きかけていきます。そのためのツールとして本書は活用できます。

　なお、本書は精神保健福祉領域のソーシャルワーカー（PSW）を主たる対象としていますが、筆者らの経験から医療ソーシャルワーカー、相談支援専門員、介護支援専門員などさまざまな領域のソーシャルワーカー等の対人援助職、またソーシャルワーカーを目指す学生を対象とした研修企画でも活用できます。事例の設定などに多少の工夫は必要となるため、領域により対象事例などをアレンジしていきます。

（1）アセスメント研修の立案

●人数と場所を決める

　はじめに、アセスメント研修の具体的な企画を立てます。人数、場所、講師の選定、役割分担等です。本研修プログラムは、グループでの取組みを中心に想定しています。グループは、4～6名の集団を複数つくれる人数としましょう。人数は全体で10名以上となるように設定します。

　場所は、複数のグループを組むことができて、かつ前方でロールプレイが行えるくらいの広さが確保できる会場を設定します。比較的広めの研修ルームなどが適当ですが、人数にもよるので、そこは柔軟に対応してください。

●役割を決める

　次に役割を決めていきます。研修プログラムでは、以下のような役割が必要となります。

○ファシリテーター：

　研修全体の進行を行う役割。全体で取り組む場面、個人ワーク、グループワークのそれぞれの目的を的確に説明し、研修全体が円滑かつ効果的な内容となるように進行していきます。

○レクチャー：

　研修のなかでレクチャーを取り入れます。そのために、適切な講義を行うことができる役割が必要です。ただし、ファシリテーターと兼ねることも可能です。

○ロールプレイのクライエント役：

　全体で取り組む仮説検証プロセスの際には、実際のクライエントに対してアセスメントを行うという模擬体験を行います。ロールプレイですが、詳細な事例データをもとに役割を演じることができるクライエント役を立てておきましょう。

○その他：

　人数に余裕があれば、グループワーク時のアドバイザーなどを立てると、研修がより円滑に進みます。もし研修プログラムを数回にわたり開催しているのであれば、過去の受講者にお願いするという方法も有効です。

（2）研修の進め方

　それでは、実際の研修の進め方について見ていきます。プログラムは全3回で構成しています。それぞれの回には目的がありますので、その目的の達成を意識しながら進めましょう。

第1回　アセスメントとは何か──アセスメントのあるべき姿を考える

　プログラム第1回の大きな目的は、「アセスメントとは何かの理解」です。そのためのレクチャーとワークで構成されています。［Lesson 1］は、アセスメントとは何かを学ぶレクチャーに続き、実際のワークに取り組みます。このワーク

に取り組むにあたっては、事前に、日頃の実践でかかわっているクライエント1名を想定してくるように参加者に依頼しておきます。参加者にはワークでそのクライエント役を演じてもらうことになります。

> **[Lesson 1] アセスメントシートに沿って面接する**
>
> 「アセスメントとは何か」というレクチャーを受けた後、以下の流れでワークを行います。レクチャーの内容は、本書で解説してきた知識・技術となり、実際の研修ではそれを担う講師が務めます。ワークは、このような手順でアセスメントシート*に沿って面接を行います。
>
> ＊巻末に**資料1**として収載しています。

Lesson 1　アセスメントシートに沿って面接してみましょう

1.　2人一組になって、アセスメントシートを使用した面接を行います。
　〇まず、あなたが最近かかわったクライエント1名を想定してください。
　〇クライエント役になったら、その人になりきって演じてください。
　〇PSW役の人は、アセスメントシートの項目順にアセスメントのための面接を行ってください。その際、アセスメントシートの項目以外の質問はしないでください。また会話のなかで得られた情報から派生するような質問も避けてください。
　〇各ロールプレイの時間は5分です。アセスメントシートに記入しながら面接を進めてください。1分のインターバル後に役割を交代しましょう。

2.　ロールプレイを振り返ってみましょう。
　2つの役のロールプレイをやってみて、どのような気持ちになりましたか。振り返りシート*に沿って体験したことを振り返り、アセスメントのあり方について検討しましょう。

3.　グループで話し合ってみましょう。
　〈話し合いのポイント〉
　　〇PSW役のときにどのようなことに気づいたか。
　　〇クライエント役のときにどのようなことに気づいたか。
　　〇このやりとりから、クライエントをどのように理解したか。

＊巻末に**資料2**として収載しています。

●**不自由さを体験するのが目的**

［Lesson 1］のポイントは、アセスメントシートを使用しての面接の不自由さを体験してもらうことにあります。PSW役の参加者には、アセスメントシートの項目に従い、その順番で質問していき、それ以外には質問しない、派生した

質問もしないという、ソーシャルワーク面接にはあるまじき設定をあえてしています。そのことでPSW役の参加者は、面接を深めることができない不自由さを体験することになります。クライエント役の参加者には、項目に沿って質問される面接を体験してもらい、クライエントが語りたいことを語れないという不自由さを感じてもらいます。そこで「ツールにとらわれた不自由さ」をPSW、クライエント双方が感じることを理解し、何よりクライエントを主体とした面接が展開できていないということに気づいてもらえるように促していきます。

話し合いのなかでは、いかに不自由であったかということを共有しつつ、話し合いの最後の場面では、ファシリテーターより「では、自分の日頃の実践と照らし合わせてみてどうであったか」という問いかけを入れてください。参加者自身の実践を振り返る機会となります。

[Lesson 2] 「やり取り」のなかから理解する

　[Lesson 2] では、[Lesson 1] を受けて、アセスメントシートの項目の1つを深めていくというワークに取り組みます。[Lesson 1]でクライエントとPSWの双方が不全感をもつ面接を経験しているので、ではどうすべきだったのかという「深める」ワークが有効になります。

Lesson 2　「クライエントとのやり取り」からクライエントを理解しましょう

1. 2人一組になって、ある事柄を深めていく面接を行います。
   ○先ほどのアセスメントシートから、項目を1つ選び、あなたがそのクライエントのことをイメージできるまで、その項目についていろいろな質問を続けてください。
   ○ただし、質問攻めということではありません。クライエントとアセスメントを共有するという意識をもちながら、クライエントの言動から派生する情報を的確に受け取りましょう。
   ○各ロールプレイの時間は5分です。アセスメント面接メモに記入しながら面接を進めてください。1分のインターバル後に役割を交代しましょう。
   ○以下の例のように、1つの項目に絞って、そこからその人の全人的理解につながる情報を集めましょう。自由に話を広げてもかまいません。

   > 例）アセスメントシートのなかの「資源利用」を選択した場合
   > 　P：自助グループには参加されますか？
   > 　C：はい。支援センターにある、ピアサポートグループに入っています。
   > 　P：そこではどのような活動をするのですか？
   > 　C：ミーティングやレクリエーション、外での体験発表などいろいろです。
   > 　P：体験発表をされるんですか？
   > 　C：今度、デビューすることになっています。今から緊張しています。
   > 　P：すごいですね。お客さんはどういう方々なんです？
   > 　C：民生委員さんたちです。

> P：ご自分で立候補されたんですか？
> C：仲間にすすめられました。もう原稿は書いてあるんですが。

2. ロールプレイを振り返ってみましょう。
　2つの役のロールプレイをやってみて、どのような気持ちになりましたか。振り返りシートに沿って経験を振り返り、アセスメントのあり方について検討しましょう。

3. グループで話し合ってみましょう。
〈話し合いのポイント〉
　○アセスメントプロセスはどのように進めるべきか。
　○クライエント役のときにどのようなことに気づいたか。
　○このやりとりから、クライエントをどのように理解できたか。

●参加者の問題意識を刺激し、次へとつなげる

　［Lesson 2］は［Lesson 1］を受けてのワークでもあり、一転して項目を深めることが可能となりますが、参加者によっては、意外とその項目を深めることが難しい場合があります。［Lesson 2］での感想を共有しつつ、ではアセスメントプロセスに対してPSWにはどのような視点が必要なのか、どのようなスキルが必要なのかという問題意識へつなげていくことが、ここでの大きな目的となります。参加者からは「アセスメント項目があったほうが安心する」という声があがる場合もありますが、その前に行ったワークでのクライエント役からの否定的な評価にも注目します。「言いたいことを言えていない」「聴いてもらえていない感じがする」などの声です。ソーシャルワーク面接のあるべき姿を考えていけるようにしましょう。

　このように、第1回ではレクチャー後のワークを通して、「アセスメントとは何か」ということを、自分自身の実践を振り返る機会としていくのです。

　終了時には、ホームワーク（宿題）を提示します。第1回のホームワークは、「クライエントの一番言いたいこと・伝えたいこと」を深める面接を行うこと、その面接を自身で振り返りまとめることです。第1回と第2回の研修の間にどのくらいの日数が空いているかにもよりますが、参加者が担当するクライエント1名とのやり取りを通して「クライエントが一番言いたいこと・伝えたいこと」を深める面接に挑戦してもらい、ワークシート*に記入します。

＊巻末に**資料3**として収載しています。

> 第2回
> # アセスメントプロセスのポイント理解——仮説・検証プロセスの体験

プログラムの第2回は、アセスメントプロセスの理解を深めるとともに、その核となる「仮説・検証プロセス」について体験することが目的です。レクチャーでのポイントは、ソーシャルワークプロセスとしての「アセスメント」ではなく、ソーシャルワークのプロセスそのものがアセスメントの連続であるとの理解を確かにすることが重要です。

まず、アセスメントプロセスの核となる「仮説・検証プロセス」の理解からスタートします。仮説を立てること、情報から仮説を生成するプロセスを理解していきます。レクチャーで押さえておきたいのは、「クライエントとの共有」を強調する点です。PSWが立てた仮説がクライエントとのやり取りのなかで、「そうそう、そのとおり！」と共有されてこそ、アセスメントは深まっていくといえます。

[Lesson 3] 仮説を生成する——1

［Lesson 3］では、実際に仮説の生成に取り組んでみます。はじめにレクチャーとして、「複数の情報から1つの仮説を生み出す方法」と「1つの情報から複数の仮説を生み出す方法」を説明します。ここで伝えておきたいことは、情報の活用にはバリエーションがあること、そして情報をどのように理解・解釈するかで仮説を導き出せることです。

これを行った後、ワークに取り組みます。創作事例を用いて仮説の生成を試みていきましょう。事例から拾い出した情報を組み合わせていくと、どのような仮説ができるのかということに取り組んでもらいます。

Lesson 3　仮説生成を理解しましょう

例を見ながら、実際に仮説を生成してみましょう。

1. 仮説をつくってみます。以下の例を見て、コツをつかみましょう。
    ○複数の情報から1つの仮説を生み出す場合
    　例≫「1週間受診していない」「服薬を中断している」「服装が乱れている」「表情が固い」
    　→仮説「症状再燃したのではないか？」

○1つの情報から複数の仮説を生み出す場合
　例≫「父親は、昔は厳しかった」というクライエントのセリフ
　→情報「本人は父親が以前は厳しかったと感じている」
　→仮説①父親は今は厳しくないのだろう（有力仮説）
　　　　②父親は本人の病気を理解してプレッシャーをかけないようにしているのか？
　　　　③父親は本人に期待することをあきらめたのか？
　　　　④父親は腫れものにさわるように本人に接しているのか？
　　　　⑤父子の間に、関係性を変える何かがあったのか？　　など

2. 複数の情報から仮説を導き出す練習をしましょう。次の事例情報から、複数の情報を抜き出しています。それぞれ、考えられる仮説を記入してください。「ありうる」説明なので、正しいものである必要はありません。仮説は多いほうがよいのです。自由に想像してみましょう。

事　例

睦月さん（女性：39歳、診断名は双極性障害）は、精神科クリニックのデイケアに通いはじめて1年半になります。大学時代に発病し、何とか卒業しましたが、就労経験はありません。現在までに3回、トータルで2年ほどの入院歴があります。「仕事をしたい」と、デイケアのワーカーであるあなたに相談に来ました。本人から聴いた情報は、次の内容です。

「デイケアは主治医の先生と母親に言われて利用するようになった。おもしろくないのであまり行きたくないけれど、家にいると母親がうるさいので通っている。今までも母親が全部決めてくれていた。それに間違いはないと思う。母親は自分とは違ってチャキチャキと何でもできる。自分の障害を理解もしてくれるし、自分のために貯金もしてくれている。迷惑をかけて申し訳ないなぁと思っている。デイケアでは、自分が好きなカラオケと陶芸だけは参加するけれど、あとは他のメンバーと少し話したりするくらい。つまらないので仕事をしたい。でもやったことがないので、どうすればいいのかわからない。やりたい職種があるわけではない。このままではダメじゃないかと思うから、仕事なのかなぁと思う。」

情報　　　　　　　　　　　　　　　仮説
　　　　　　　　　　　　　　　　　　母親に対して
①デイケア利用は主治医と母親の勧め
②母親が今までも決めてくれていた
③母親に迷惑をかけて申し訳ない
④自分のために貯金してくれている

情報　　　　　　　　　　　　　　　仮説
　　　　　　　　　　　　　　　　　　仕事に対して
①仕事をしたい
②就労経験がない
③どうすればいいのかわからない
④やりたい職種はない
⑤このままではダメじゃないかと思う

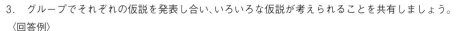

　情報　　　　　　　　　　　　　仮説
　　　　　　　　　　　　　　　　　今の自分に対して
①デイケアはつまらない
②母親の決断に間違いはない
③デイケアに1年半通っている
④このままではダメじゃないかと思う

3. グループでそれぞれの仮説を発表し合い、いろいろな仮説が考えられることを共有しましょう。
〈回答例〉
○母親に対して→　　　「母親には絶対の信頼感をもち、依存傾向にある」
　　　　　　　　　　「母親に感謝しつつ、窮屈さも感じている」
　　　　　　　　　　「母親のレールに従っていれば間違いないと思うが、年齢的にもこのまま
　　　　　　　　　　　でいいのか心配になってきている」　など
○仕事に対して→　　　「仕事のイメージをもてずにいる」
　　　　　　　　　　「働きたいというのも、『人並み』を求めているだけで、お金ややりがい
　　　　　　　　　　　などのモチベーションがあるわけではない」
　　　　　　　　　　「就職のイメージはないけれど、年齢的にも焦ってきている」　など
○今の自分に対して→　「母親に従うだけの自分にふがいなさを感じている」
　　　　　　　　　　「デイケアに通うメンバーに仲間意識をもてずにいる」
　　　　　　　　　　「ずるずるデイケアに通うだけになってしまってもダメだと思っている」
　　　　　　　　　　など

●導き出していくプロセスを体験すること

　仮説は複数できてもよいし、仮説ごとに中身の多様さが出てきてもよいのです。大切なことは、「これだ！」と決め打ちをするのではなく、柔軟な思考でクライエントの情報から仮説を導き出していく体験です。グループで共有していくことで、さらにバリエーションの豊かさに気づくことができるでしょう。

[Lesson 4] 仮説を生成する―2

　［Lesson 4］は、別の事例を用いて［Lesson 3］と同様に情報収集→情報分析というプロセスで仮説生成を行います。今回は、実際にクライエント役を立てて、ロールプレイ方式で情報収集を行います。クライエントの人物像は、創作事例の内容をもとにしながら、詳細に設定しておきましょう。アセスメントのための情報収集をライブで行うため、整合性が求められます。クライエントの設定にファシリテーターも協力して行うと、整合性はより高まります。事例の背景となる情報も設定しておくとよいでしょう。

Lesson 4　仮説を生成してみましょう

1. 以下の事例を読んで、「加藤さんを理解するためにさらに必要と思う情報」を意識してみてください。

> **事　例**
>
> 　加藤さん（男性：28歳、診断名は統合失調症）は、少年時代からスポーツが得意で、ずっと野球をやっており、高校時代も野球部で甲子園を目指していました。公立高校でしたし、甲子園出場はかないませんでしたが、引退後受験勉強をがんばり、有名私大に合格できました。入学後は初めての一人暮らしをしながら、複数のサークルにも所属し、楽しんでいました。ところが、3年時に下宿に引きこもるようになり、サークルにも参加できなくなりました。心配した友人が大学の相談センターに相談をもちかけ、精神科を受診することになり、統合失調症と診断を受けました。その後何度か入院も経験し、本人は不本意でしたが、大学は中退せざるをえませんでした。
>
> 　就職もしましたが、服薬を中断して再発し、退職せざるを得なくなるという経験も数回味わいました。その後は、病院のPSWと相談し、規則的に2週間に1回外来通院しながら、就労継続支援B型事業所に通所していました。通院の際は、ほとんど医療相談室に顔を出し、退院のときにお世話になったソーシャルワーカーと話をするのが日課です。話の内容は、アパートでの一人暮らしのこと、通所している事業所での出来事、参加している当事者団体でのメンバーとの関係、就労や結婚に対する夢などです。いろいろなことを世間話のように30分ほどしゃべってはすっきりしたような表情で帰っていきます。加藤さんの通所するB型事業所には、車の部品の加工と、喫茶店作業があります。最初は部品加工を担当していた加藤さんは、半年後には自ら希望して喫茶店の接客をするようになりました。作業能力も高く、周りから頼りにされるまでになっていました。仲間ともすぐに打ち解けて、誘われて当事者活動にも参加するようになり、啓発活動にも積極的に参加していました。
>
> 　B型事業所利用開始から2年ほど経ったころ、加藤さんがぱったり事業所に来なくなりました。心配したスタッフが電話をしても出ません。事業所スタッフのあなたが病院PSWに問い合わせると、予約日に通院していないことがわかりました。気になったので親御さんに連絡すると、「就職活動をしています」と言われました。気になりつつも、本人との連絡が取れずにいましたが、事業所の新年会の日にふらっと現れました。そこで、加藤さんに声をかけ、話を聴かせてもらうことにしました。

2. 加藤さん役の人を決め、さらに情報収集しましょう。
    （＊加藤さん役の人は、詳細な設定を自由に決めてかまいません）
    〇1人が1つずつ、加藤さん役の人に質問をしていきましょう。
    〇加藤さんの回答から得られた情報を代表者が板書していきます。できるだけ1行に要約した形にしましょう。
    　例）「ハローワークへ1週間前に行った」「1か月前に恋人ができた」「『病気は治ったと思う』と言う」など
    〇板書された情報を、各グループで□色の付箋に記入していきます。この作業によって、すべてのグループの情報が共有されます。

3. 得られた情報から、グループで付箋と模造紙を使って仮説をつくってみましょう。
    〇得られた情報から考えられる仮説を△色（2とは別の色）の付箋に書き出してみましょう。
    〇複数の情報から1つの仮説の場合と、1つの情報から複数の仮説の場合があります。同じ情報から異なる仮説が出る場合もあります。同じ付箋を2枚作ったり、→で表現したり、どの情報から生み出された仮説なのかがわかるように工夫しましょう。

●進め方を整えると成果も上がる

　[Lesson 4] のポイントは、参加者がクライエント役に実際に質問を投げかけることで、情報収集のプロセスを歩むことにあります。クライエント役は前に座り、その他の参加者はそのままの位置から質問しましょう。クライエント役のノンバーバルメッセージもきちんとキャッチできるように、クライエント役が参加者全員に見えるようにするとよいです。クライエント役の人は、その人になりきって服装や口調を工夫してみるとよいでしょう。情報は研修参加者全体で共有するため、その情報をホワイトボードに板書しておきましょう。その情報をグループで付箋に記入していく役割を決めておき、情報を組み立てやすいようにしておきます。

　質問時間は30分程度を想定し、事例の内容から疑問に思ったことや、事実確認、感情の確認に至るまで、情報収集について参加者が取り組みます。ファシリテーターは、質問の内容を吟味しながら幅広い情報収集ができるように働きかけることが必要となります。

　例えば、事実関係の確認に終始している場合については、もう少しクライエントの思いや感情に目を向けてはどうかという提案をしてみたり、質問がアセスメントからずれている、ソーシャルワークの視点からずれている場合には、質問者にその意図を問い、軌道修正を行うような投げかけをしてみたりといった工夫が必要となります。

　実際の面接場面にあるような、面接の流れ、会話の流れを再現することは難しいため、「あくまでロールプレイであること」「トレーニングのための取組みであること」を参加者にあらかじめ伝えておきましょう。プログラム第2回の終了時にはホームワーク（宿題）＊を提示します。実践で仮説生成に取り組んでみることを課題とし、クライエント1名の面接で、仮説を立てていくことを意識しながら面接すること、その振り返りとして仮説を複数立てることができたか、仮説を立てることでの面接展開の変化やアセスメントプロセスとの関連について記入してもらいます。

＊巻末に**資料4**として収載しています。

第3回
仮説・検証・共有プロセスの習得を目指して

　プログラム第3回は、「仮説・検証プロセス」の検証とアセスメント結果の共有をポイントとします。ここでは、前回取り組んだ仮説生成について、その仮説が「クライエントと共有できたか」どうかを検証するプロセスを体験してもらいます。

　留意点は、「正解を導き出す」ことに偏り過ぎないことです。クライエントからの情報は、PSWの理解や解釈というプロセスを経て仮説として生成されていきます。そのプロセスでは必ずPSWの主観的理解（この場合の主観的理解は専門的見地からのものであることが求められる）が入ったものとなります。そこで、その仮説はクライエントと共有できるものなのかということをクライエントに確かめていき、クライエントの同意が得られるプロセスを踏んではじめて「共有された」ことになっていくのです。

　そのためには、クライエントに対して重要な仮説、真意に近いであろう有力な仮説を選び出すことが必要となります。解釈の根拠に乏しく、PSWの主観や推測が大部分を占めるものは、仮にそうであったとしても、クライエント自身に意識化されていない可能性があり、共有しにくいものとなります。それよりも、よりクライエントの世界に近づくことができるような小さな事柄の仮説を丁寧に拾い上げ、積み重ねていくプロセスを共有することが、アセスメントプロセスの基本的姿勢である「協働」に近いものとなります。

[Lesson 5] 仮説の検証と共有

　重要な仮説を選び、その仮説をクライエントに問うということをクライエント役に投げかけてみましょう。

Lesson 5　仮説検証と共有をしてみましょう

1. 前回と同じグループで、検証すべき仮説を2つ選びましょう。
　　○どの仮説を選ぶかの基準は、
　　　① 有力な仮説であること（その仮説を支持する情報が多い）
　　　② 「面接の柱」、「面接のテーマ」にとって重要な情報
　　　③ ニーズにかかわる情報
　　　④ クライエントの全人的理解をするためにキーになりそうな情報　　など

①は必須、②〜④はいずれかを念頭において検討しましょう。

2. グループの代表者を決め、検証するための問いを発信しましょう。
   ○「今までお話をうかがって、私は○○だと理解しました。いかがでしょう？」というように、加藤さんに質問してください。
     例）「『彼女と一緒になるためには稼がないと』とおっしゃっておられたけれど、『お金だけではない』ともおっしゃいましたよね？ それは収入の問題というよりも、世間に認められることが大事ということでしょうか？」
     「病院にも、Ｂ型にも、当事者活動にも、行かないほうがいいとおっしゃっていましたが、それは『精神障害者である』ことを表明することになるからですか？」
   ＊この問いのかたちは仮説検証のためだけでなく、クライエントと理解を共有するために重要です。「PSWの理解をまず伝えて承認を得ること」、これは「クライエントの言動の要約」、「今までお話をうかがって、私は○○と感じました。いかがでしょう？」（PSWの感想の伝達）といったかたちでもなされる場合があります。
   ○加藤さん役の人は、自分の言いたいことや考えていること、気持ちなどがよく伝わったと感じたら、「伝わった！」の札（意思表示カード）をあげてください。札をあげるのは、ワーカー役の非言語表現のときでも構いません。感性に従って「わかってもらえた！」と思ったときを知らせてください。

3. 今日のワークの振り返りをしましょう。
   ○今日体験した仮説・検証・共有プロセスを日常の実践と照らし合わせてみて何か気づきがありましたか。書き出してみましょう。
   ○グループで共有しましょう。
   〈話し合いのポイント〉
   ●仮説・検証・共有プロセスについて気づいたこと。
   ●アセスメントプロセスにおける、仮説・検証・共有プロセスの位置づけについて考えたこと。

● 「共有」を意識して質問する

　［Lesson 5］の留意点は、「共有」を意識した取組みとしての質問技法を参加者に意識してもらえるように進めることです。単なる事実確認ではなく、語ってくれたクライエントへの感謝と、クライエントのことをより深く理解したい、それを共有したいというPSWの姿勢を打ち出した質問であることが求められます。クライエント役は、その検証の質問に対して、共有できたかどうかの意思表示を行います。筆者らのプログラムでは、クライエント役に「そうそう、そのとおり」「そんな感じ」「うーん」といった3種類の札を用意してもらい、そのカードを活用してもらっています。「伝わった」「伝わっていなかった」と口頭で言ってもらってもよいでしょう。

　クライエントの意思表示を受けて、ファシリテーターは、クライエント役にその意思表示の意味を話してもらいます。また、質問者に対しては、なぜその仮説

を生成したのか、どのような情報からそのような仮説が生まれたのか、ということをインタビューしましょう。そこで、仮説生成のプロセスを検証するとともに、情報の扱い方、理解・解釈の仕方についてのコメントをします。ファシリテーターが「私だったら、～という聞き方をしますね」というように別のバリエーションを提示すると、さらに理解が深まります。

本書で紹介した研修プログラムでは、プログラム第3回のこのワークが大きなポイントになります。ファシリテーターは、参加者の話し合い、仮説生成に注意を払いながら、スーパーバイザーとして事例を解釈し、仮説生成のバリエーションを伝えていく役割が求められます。それとともに、クライエント役に必ず働きかけ、クライエントがどう感じたかということを参加者にフィードバックする工夫が必要であり、この点を怠ってはなりません。

● **自身と仲間のスキルアップ、セルフケアのために**

研修を企画することは、日常の忙しい業務のなかで大変なことですが、こうした研修に参加することは、PSWのセルフケアのためにも重要なことです。自らのスキルアップのために、そして仲間のPSWのスキルアップのために、ぜひ紹介した研修プログラムをご活用ください。なお、本書では全3回の研修プログラムを紹介しましたが、研修日程がとれない場合には、1日のプログラムとして再構成することも可能です。その場合は、ホームワーク（宿題）を、研修後の実践への振り返りポイントとして紹介するとよいでしょう。

3 個人でアセスメント力をつけてみよう

アセスメント力をつけるためには、本来、グループで取り組むこと、ロールプレイなどを取り入れたプログラムを実際に行うことが効果的で望ましいのですが、個人で取り組むことで力をつけることもできます。ここでは、個人で学習することを念頭におき、アセスメント力をつけていくプログラムを紹介します。

第1回
アセスメントとは何か——アセスメントのあるべき姿を考える

　そもそもアセスメントとは何でしょうか。この大切な問いに確実に答えられる人は少ないかもしれません。ソーシャルワークの百年余りの歴史のなかで、「アセスメントは大切だ」ということが言われながらも、明確にアセスメントとは何かということは共通の定義がなされていないのが実情です。では、あなたの実践でアセスメントとはどのように理解されているのでしょうか。以下に書き出してみましょう。

[個人ワーク1] アセスメントのイメージ

　あなたが実践で取り組んでいる「アセスメント」とはどのようなイメージでしょうか。あなたが「アセスメント」をどうとらえているかということを、まず整理してみましょう。

1. 目的をどのように考えていますか（例≫クライエントの理解を促進するため、クライエントの問題点を把握するため、支援計画を立てるため、等）。

2. あなたがアセスメントで大切にしているポイントは何でしょうか。以下の点について、あなたの大切にしているポイントを書いてみましょう。
　　○情報収集

　　○クライエントへの理解

　　○クライエントとのアセスメント内容の共有

　もしかしたら、アセスメントを「問題点の抽出」といったように偏ってとらえているかもしれません。アセスメントについては、筆者らは次のように定義しています。

> **アセスメントとは**
>
> 　クライエントとワーカー、そして周囲の状況を、ワーカーとクライエント双方が理解するためになされる、情報収集と分析のプロセスが「アセスメント」であり、ワーカーは専門的価値に基づき知識を導出し、クライエントは固有の経験知に基づき、協働して目の前の現実を解釈し共有するプロセス。

　ソーシャルワーク実践においては、アセスメントはソーシャルワークのプロセスの一部ととらえられることが多いですが、本書では、前述のとおりソーシャルワークプロセスのなかで絶えずアセスメントは行われていると理解しています。その意味では、独立した1つのプロセスに過ぎないという理解はしていません。

　現場実践では、アセスメントのツールとしてアセスメントシートが使われることが多くあります。ではここで、アセスメントシートの効果と弊害についてみなさんの実践を振り返ってみてください。

[個人ワーク2] アセスメントシート

　アセスメントシートは、情報を的確に収集していくという意味では、とても優れたツールです。[個人ワーク1]と同様に、感じていることを整理してみましょう。

1. アセスメントシートを活用したアセスメントであなたが効果的だと思うことを書き出してみましょう。

2. アセスメントシートを活用したアセスメントで、アセスメントシートの弊害（使いにくさ、難しさ）を感じたことがあれば書き出してみましょう。

アセスメントシートは、時に項目欄のなかを埋めていくことにとらわれ、情報収集が主となる面接に陥ってしまいます。そうなると、クライエントの主体性が尊重されにくく、クライエントは取り調べを受けたような印象をもちます。実践では、一問一答のような面接ではなく、その項目を深めていくような面接展開が求められます。

　次の例は、アセスメントシートの項目の1つの深め方をロールプレイで行ったものです。「資源利用」という項目について聴く場合、何の資源を利用しているかということも大切ですが、それをどのように利用しているかを深めていくことが重要です。

例) アセスメントシートのなかの「資源利用」を選択した場合
P：自助グループには参加されますか？
C：はい。支援センターにある、ピアサポートグループに入っています。
P：そこではどのような活動をするのですか？
C：ミーティングやレク、外での体験発表などいろいろです。
P：体験発表をされるんですか？
C：今度、デビューすることになっています。今から緊張しています。
P：すごいですね。お客さんはどういう方々なんです？
C：民生委員さんたちです。
P：ご自分で立候補されたんですか？
C：仲間にすすめられました。もう原稿は書いてあるんですが。

第2回 アセスメントプロセスのポイント理解──仮説・検証プロセスの体験

　プログラム第1回で確認したとおり、アセスメントはクライエントの理解を促進していくためのプロセスです。そして、アセスメントはやはり、クライエントとの協働作業であることが強調されます。PSWが「理解した」だけでは不十分で、クライエントとPSWの理解が共有できてはじめてゴールです。それも、時々刻々と変化するものなので、常にバージョンアップをしつづけなければいけません。その瞬間の「理解の共有」のためのプロセスです（図4-1）。

[図4-1] **アセスメントプロセスモデル**（再掲）　　　　大谷京子作成

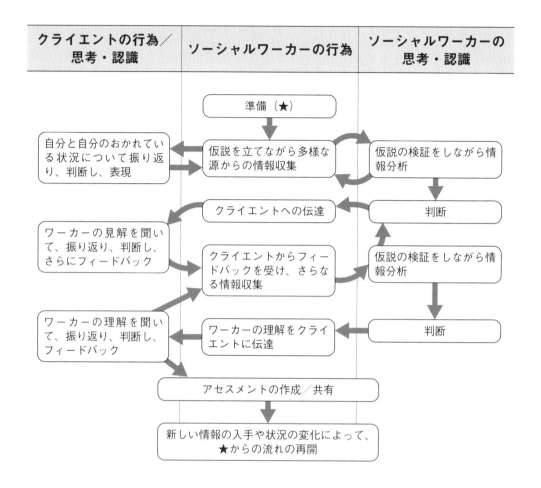

● **出会いの瞬間からアセスメントは始まっている！**

　アセスメントは常に更新し続けるものです。ソーシャルワークプロセスのなかに「アセスメントプロセス」が独立してあるわけではなく、ソーシャルワークプロセスを通して常にアセスメントプロセスは進行しています。クライエントとの出会いの瞬間から終結にいたるまで、情報収集も分析も繰り返されているのです。継続するアセスメントプロセスについては第2章（22頁）を確認しておきましょう。

● **クライエントとの協働作業**

　アセスメントプロセスはPSWが1人で行うものではなく、理解を深めていくプロセスでクライエントも状況を理解して表現し、PSWもそれを聴き、分析

し、判断し、表現するというプロセスを経ていきます。そのことを通して、両者がともに「理解をつくる」という作業に取り組み、双方での理解の共有がアセスメントプロセスでは重要となります。そのためには、クライエントの参画が必須となり、PSWとしてはクライエントが参画できるような姿勢をもって支援にあたる関係づくりが求められるのです。

●理解を共有するために、仮説と検証・共有を繰り返す

アセスメントプロセスの特徴的な点として、仮説と検証・共有を繰り返すことがあげられます。仮説とは事象や法則について説明するために仮に設定された説のことを指し、ある実際の現象についての、「ありうる」説明なので、真偽は不明のものです。検証はその真偽を確かめることを指します。仮説検証を含めたアセスメントスキルについては第3章（39頁）を確認しておきましょう。

●仮説を立て検証するときの基本的な考え方

アセスメントプロセスでは、クライエントとのかかわりのなかで、クライエントの語りや非言語的な部分から情報を得ていきます。そこから得られた情報を分析し、「～ではないだろうか」という仮説を立てていきます。仮説はあくまでPSWがクライエントとのやり取りのなかで得た「仮のもの」であり、より真実味のあるものから、憶測の域を出ないものも含めて、複数の仮説を考えることができます。

次に、得られた複数の仮説を並べてみて、「有力なもの」「有力ではないがPSWが気になっているもの」「仮説同士を並べると矛盾が出てくるもの」など、さまざまな仮説を照合し、どの仮説から検証していくかを判断していきます。その際には、アセスメントプロセスの目的の1つである「クライエントとの共有」を達成するために、なるべく仮説の段階で共有しやすいものから検証していくことが判断の材料の1つとなります。ほかにも、「面接の核となっているもの」「矛盾点がありPSWがひっかかっているもの」という判断基準をもつとよいでしょう。

検証していく仮説を選んだら、実際にクライエントへ投げかけます。「私は～と理解したけれど、どうですか？」というようにクライエントに問い、その理解が真実に近いのか、それとも的外れなのかを確認していきます。そのことで、クライエントの真意に近づいていき、共有が可能となります。

そのようにして共有されたパーツが、クライエントシステムの全体像の一部を理解するためのパーツです。このようなやり取りを繰り返し、クライエントとの協働的な取組みによってこのパーツを蓄積し、組み立てていくことによって理解の共有に至っていくのです。

[個人ワーク3] 仮説を生成する

あなたが、日頃実践でかかわっているクライエントで、アセスメントがうまくいっていないと感じているクライエントを1名思い浮かべてみましょう。そのクライエントについて、情報を整理しながら、仮説生成に取り組みましょう。

1. あなたがそのクライエントに関して把握している情報を書き出してみましょう。
   例≫仕事に関して
   ①「仕事はしなきゃ」と言う
   ②母親が仕事をしなさいと言ってくる
   ③今まで仕事の経験はないが、「働くなら正社員がいい」と言う
   ④「ハローワークには行きたくない」と言う

   このように、「仕事」「家族関係」など、カテゴリ別に分けてみるとよいでしょう。

2. その情報から、また、その情報を組み合わせて、その人の理解を深めるための仮説をつくってみましょう。

第3回
仮説・検証・共有プロセスの習得を目指して

　アセスメントプロセスで最も重要なのは、仮説を検証することと、それをクライエントと共有することです。アセスメントはPSWの独りよがりではいけません。PSWが専門的見地から解釈した理解が、クライエントの認識している主観的事実に迫ることができているかどうかが大切です。

　まず、クライエントとの共有のためには、プログラム第2回で取り組んだ仮説生成のスキルが身について、クライエントの主観的事実に近い仮説を立てられることが求められます。仮説はいくつもあってよいのですが、そこから有力な仮説を選択するスキルが必要です。クライエントの状況、思い、環境との関連、面接におけるテーマなどから、より有力な仮説を選んでいきましょう。

　次に、選んだ仮説をクライエントに伝わりやすいような言葉にしていきます。ここでは、面接技術、コミュニケーションスキルが求められます。専門的な思考で理解したこと、解釈したことをどのようにクライエントの言葉に近い表現で伝えることができるか、アセスメントスキルと面接技術は車の両輪なのです。

　さらには、得られた仮説の検証、共有のプロセスで、クライエントが「それは違う」と言える関係づくりが大切です。PSWのアセスメントから導き出されたものはあくまで仮説です。その仮説を検証し、クライエントも「そうそう！」と納得し、クライエントとPSWの間で共有できたものが必要ですが、逆に「ちょっと違うな」という仮説を検証のテーブルに載せることは可能性が高いことなのです。そのときにクライエントが「ワーカーさん、それって違うよ」「なんかずれてるんだよね」と言える関係性こそ、クライエントとPSWの対等な関係といえます。

　仮説検証のなかでは、PSWの専門的視点からの推測のみがあたかも事実のようになってしまうことがあります。ここで気をつけなければならないのは、PSWは専門職として常に「力をもっている」ということです。そのことを自覚しましょう。本書で定義しているアセスメントの「ワーカーは専門的価値に基づき知識を導出し、クライエントは固有の経験知に基づき、協働して目の前の現実を解釈し共有する」というのは、クライエントとPSWがもつそれぞれの専門性が「対等で協働的な関係」であるということです。

[個人ワーク4] 仮説を検証する

プログラム第2回で生成した仮説を検証してみましょう。PSWの立場性、アセスメントの共有を意識して、どのように伝えることが求められるでしょうか。

1. 個人ワーク3で生成した仮説のなかから、クライエントの全人的理解の核が見えてくるような有力仮説を選んでみましょう。

2. 有力仮説をどのように検証するでしょうか。クライエントに伝わりやすいような言葉を考えてみましょう。

3. クライエントとアセスメントを共有するために、どのような関係づくりを意識しますか。そのために必要なあなたの姿勢は何でしょうか。あなたの考えを書いてみましょう。

　アセスメントはソーシャルワーカーの思考プロセスによって行われていきます。それは日頃の実践では「頭の中」で行っていることですが、このように可視化して、1つひとつ丁寧に取り組んでいくことで、さらにみなさん一人ひとりのなかに涵養されていくでしょう。大切なことは、情報収集から理解を深め、クライエントとやり取りをしていくプロセスで「共有」すること、そのことがクライエントとPSWの対等で協働的な関係づくりにつながっていくのです。

　ぜひ、このワークを何度も繰り返して取り組みましょう。そのことで、思考プロセスが身についていき、実践に活かされていきます。

引用・参考文献

大谷京子（2013）「ソーシャルワークにおけるアセスメント―研修プログラム開発の枠組み―」『日本福祉大学社会福祉論集』129，1-13.

大谷京子（2014）「ソーシャルワークにおけるアセスメント―態度とスキル―」『日本福祉大学社会福祉論集』130，15-29.

大谷京子（2014）「ソーシャルワークアセスメントスキル―面接ロールプレイを用いた質的分析―」『ソーシャルワーク研究』40(3)，48-57.

田中和彦（2015）「ソーシャルワークアセスメントスキル―若手PSWを対象とした研修プログラムの構想及び着眼点―」『日本福祉大学専門学校紀要』13，29-38.

5章

アセスメントスキル チェックリスト

ここまでアセスメントプロセスの流れと、そこでどのようなスキルを活用すればよいのかを見てきました。そこで最後に、自分のスキルを確認するためのチェックリストをご紹介します（表5-1：130頁、表5-2：131頁）。これは、2015（平成27）年7月23日から2015（平成27）年11月末日までに精神保健福祉士969名にアンケートを依頼した調査（平成26～29年度文部科学省科学研究費基盤（C）の助成を受けて実施したもの）結果をもとに作成したものです。

●アセスメントスキルの習熟度を測定

　表5-1および表5-2の項目について、「ほとんどできていない」を1点、「あまりできていない」を2点、「どちらともいえない」を3点、「ときどきできている」を4点、「よくできている」を5点として、スキルごとに合計得点を出します。それぞれのスキルで項目数が異なりますので、合計得点を20点満点に換算

スキル得点算出表

区分	スキル	あなたの得点		レーダーチャート得点
実践	「情報収集」スキル→	□	× 1/2 →	□
	「仮説生成（実践）」スキル→	□	× 2/3 →	□
	「仮説検証」スキル→	□	× 4/5 →	□
思考	「面接中の思考」スキル→	□	× 1/2 →	□
	「情報分析」スキル→	□	× 4/7 →	□
	「仮説生成（思考）」スキル→	□	× 4/5 →	□

して、レーダーチャート（図5-1）に記入します。まずは前頁の「スキル得点算出表」に自分のスキル得点を記入して、レーダーチャートに記載するスコアを算出してみましょう。

例えば、あなたの実践について、「情報収集」スキルの得点がすべて「4」で、総得点が32点だったとします。これを20点満点に換算しますので、32点×1/2＝16点になります。こうして算出した数値をレーダーチャートに記入して線を引くと、自分の得意不得意が見えますし、アセスメント力向上のために、どこに意識を向けるとよいかがわかります。

図5-1のレーダーチャートの太いラインは、このアンケート調査にご協力いただいたPSWの平均値です。そして網かけ部分が、仮につくった個人のデータです。この場合、情報を収集して仮説生成まではできているけれども、仮説検証が弱いこと、面接中に考えながら必要な情報を検討することも不足していることなどが示されています。ですから、面接中には何を考えなければいけないのか、再度スキルをチェックしたり、仮説を検証する方法を再確認したりできます。このように自分の特徴を把握し、時折自身の振り返りのために実施してみて、成長を実感していただければと思います。

[図5-1] スキルレーダーチャート見本

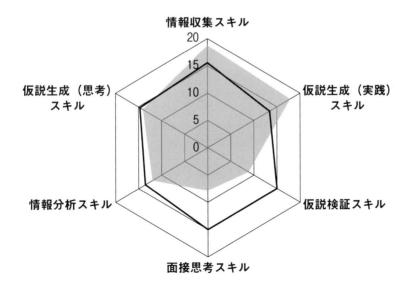

●チェックリストの項目について

　情報収集のプロセスでは、「面接中の思考」をしながら、「情報収集」という行為をします。第3章で詳述した スキル01 から スキル14 に該当します。これらのスキルによって、クライエント目線での現状理解を目指して、押さえるべき情報を検討しつつ質問を発信し、クライエントと周囲の環境、今に至る背景までとらえようとします。ここには、環境のなかの人としてクライエントを見るエコロジカルな視点に裏づけられたソーシャルワーカーの姿勢が表れています。また、クライエントを中心におくという、最も基本的で、個別化の原則にも通じるありようが示されます。

　また、情報分析のプロセスでは、頭の中で「情報分析」を進めます。スキル15 から スキル19 までが該当します。情報の正確さや事実と解釈の区別、クライエントと情報を共有できているかどうかの吟味をします。これらの分析方法やプロセスは頭の中でなされる部分ですから、暗黙知として詳細に解説されてきませんでした。ソーシャルワーカーは、クライエントの全人的理解のためのイメージをつくりつつ、そのためのピースになる情報について複雑に多角的に客観的に吟味していきます。これは伝統的にいわれるソーシャルワーカーの"cool head"にも相当するといえるでしょう。クライエントの語りを聴き、その人生に思いを添わせつつ、一方で情報をデータとして論理的に分析していきます。

　そして判断のプロセスでは、思考でも行為でも「仮説生成」を行います。スキル20 と スキル21 です。これらのスキルによって、情報同士の関連を探し、それらを整理してつなぎ合わせ、解釈して意味づけし、クライエントイメージをつくりつつ複数の仮説を生成していきます。クライエントが常に自らと自らの状況について言語化するわけではありませんから、ソーシャルワーカーは、集中力と想像力をもってクライエントについていく必要があります。複数の仮説を立て、クライエントに確認しつつ取捨選択しながら重みづけをし、有力な仮説を選んでいきます。

　最後の伝達プロセスでは、「仮説検証」をします。スキル22 から スキル25 が該当します。仮説生成と検証のスキルによって、ここまでにソーシャルワーカーが描いたイメージを確認するのです。ソーシャルワーカーの理解を伝え、仮説に間違いはないかを問い、まだ聴き洩らしたことはないか確認し、クライエントとの理解を粘り強くすり合わせていきます。このスキルによってソーシャル

ワーカー側の仮説が検証されるだけでなく、クライエントも状況を同じく把握していく積み重ねを通して、アセスメントプロセスへのクライエント参加を促すことにもなります。ソーシャルワーカーの、アセスメントプロセスをクライエントと協働で進めようとする姿勢はここでも表現されます。

　このチェックリストには、最終段階である「アセスメント結果の共有」に関するスキルが含まれていません。その部分は、目の前のクライエントから評価を受けていただきたいと思います。共有できたかのチェックは、PSW側の確認だけでは不十分だからです。研修プログラムで実施するように、「私の理解は正しいのか」「私はあなたの世界をイメージできているのか」をクライエントに問いかけ、「そのとおり！」なのか、「う〜ん……」なのか、反応を受け止め、クライエントと同じイメージをもてるまで、try & errorを繰り返しましょう。

　ソーシャルワークスキルは可視化が難しく、したがって伝達も困難です。その1つの要因として、それが思考に基づくもので、表面化される行為よりむしろその背景にある認識が大きな役割を果たすということがあげられるでしょう。「行為」と「認識」はソーシャルワークスキルの両輪であり、アセスメントにおいては両方を視野に入れたプロセス遂行が必須です。

　表5-1・表5-2のチェックリストでは、各段階における細かいスキルを項目として提示しています。その時々に、「何を考え、何をすべきか」のガイドラインにしていただければ幸いです。

引用・参考文献

大谷京子（2016）「ソーシャルワークアセスメントスキル評価指標の開発―精神保健福祉士を調査協力者とする質問紙調査より―」『ソーシャルワーク学会誌』32, 1-12.

[表5-1] 行為項目

日頃、クライエント理解のための面接において
以下の項目についてどの程度実践しておられますか？
それぞれの問いに当てはまる番号を○で囲んでください。

			ほとんどできていない	あまりできていない	どちらともいえない	ときどきできている	よくできている
情報収集	1	クライエントの言葉の裏にある気持ちを探る質問をする	1	2	3	4	5
	2	クライエントの希望を理解するための質問をする	1	2	3	4	5
	3	クライエントが現状をどのように評価しているのかの質問をする	1	2	3	4	5
	4	１つの事柄について、背景を理解するための質問をする	1	2	3	4	5
	5	何がクライエントのニーズか考えながら面接する	1	2	3	4	5
	6	収集した情報を選択しながら統合し、状況のイメージをふくらませる	1	2	3	4	5
	7	クライエントのニーズがどのような要素に影響されて生じているか理解するための質問をする	1	2	3	4	5
	8	クライエントの話の流れに沿いながらも、押さえるべき項目を選択して質問をする	1	2	3	4	5
仮説生成（実践）	9	ばらばらの異なる情報をつないで、意味づけをする	1	2	3	4	5
	10	ワーカーの専門知識を用いて、仮説を多元的にチェックする	1	2	3	4	5
	11	情報を整理して、情報同士の関係を解釈する	1	2	3	4	5
	12	複数の仮説から有力なものを選び出す	1	2	3	4	5
	13	新しい情報と、これまでに得られた情報を比較検討する	1	2	3	4	5
	14	得られた情報から、複数の仮説を立てる	1	2	3	4	5
仮説検証	15	ワーカーが間違った理解をしていないか、クライエントに確認する	1	2	3	4	5
	16	大切なことで聞きもらしたことはないか、クライエントに確認する	1	2	3	4	5
	17	クライエントの理解と自分の理解をすり合わせる	1	2	3	4	5
	18	目標達成のための支援の方向性を、クライエントとともに決定する	1	2	3	4	5
	19	ワーカーがどのようにクライエントの話を理解したかを伝える	1	2	3	4	5

[表5-2] **認識項目**

日頃、クライエント理解のための面接において
以下の項目についてどの程度意識しておられますか？
それぞれの問いに当てはまる番号を○で囲んでください。

			ほとんどできていない	あまりできていない	どちらともいえない	ときどきできている	よくできている
面接中の思考	1	クライエント目線での物事のとらえ方を知ろうとする	1	2	3	4	5
	2	クライエントがなぜその言葉を使うのかを考える	1	2	3	4	5
	3	事実を述べていても、その奥のクライエントの感情に注目する	1	2	3	4	5
	4	対話の最中も、クライエントがなぜそのように思うようになったのかを考える	1	2	3	4	5
	5	今、クライエントと話しているテーマについてさらに深めるかどうかを吟味する	1	2	3	4	5
	6	クライエントの生活歴のなかのエピソードと、今のクライエントの考え方を関連づけて考える	1	2	3	4	5
	7	クライエントの語りのなかから、クライエントをより深く理解できそうなポイントを見つける	1	2	3	4	5
	8	クライエントの1つの発言が出る背景について、複数の可能性を検討する	1	2	3	4	5
情報分析	9	クライエントが人生におけるできごとに対してどのように評価しているかを理解する	1	2	3	4	5
	10	情報について、一貫性、論理性に基づいて意味づける	1	2	3	4	5
	11	情報の正確さについて確認し、アセスメントに取り入れるかを判断する	1	2	3	4	5
	12	事実とワーカー側の解釈を区別する	1	2	3	4	5
	13	現状に影響しているさまざまな要因の相互作用を把握する	1	2	3	4	5
	14	クライエントと共有できた情報と、できていないものとを区別する	1	2	3	4	5
	15	情報から論理的にニーズを導き出す	1	2	3	4	5
仮説生成（思考）	16	クライエントに質問するときは、なぜその質問をするのか、根拠をもつ	1	2	3	4	5
	17	関連する情報を組み立てて仮説をつくる	1	2	3	4	5
	18	クライエントを取り巻く状況のイメージをつくるときは、複数の情報をつなぐ	1	2	3	4	5
	19	複数の情報の関連を探す	1	2	3	4	5
	20	さまざまな文脈で語られた情報をつなぎ合わせて、クライエントの全体像のイメージをつくる	1	2	3	4	5

■ アセスメントシート

資料1

氏名		家族構成（ジェノグラム）
性別		
年齢		
住まい	家族と同居　　　単身 入所施設（　　　　　　　　　　　）	
診断名		

症状	幻覚　妄想　そう状態　うつ状態　興奮　薬物乱用 その他（　　　　　　　　　　　　　　　　　　　　　　　　　　　　　　）
身体疾患	身体疾患の有無　　　　あり（　　　　　　　　　）・なし 他科受診状況　　　　　あり（　　　　科受診中）・なし 身体障害者福祉手帳　　あり（　　級）　　　　　・なし 療育手帳　　　　　　　あり（　　　）　　　　　・なし
精神疾患の治療歴	病歴（初診　年　月　日）　　病院 　　年　月　日～　　年　月　日　入院［任・医・措］・外来 　　年　月　日～　　年　月　日　入院［任・医・措］・外来 　　年　月　日～　　年　月　日　入院［任・医・措］・外来 　　年　月　日～　　年　月　日　入院［任・医・措］・外来 　　年　月　日～　　年　月　日　入院［任・医・措］・外来
学歴・職歴	最終学歴　　　　　　　　　　　　　　　　卒業・在学中 職歴　　あり・なし 　　年　月　日～　　年　月　日 　　年　月　日～　　年　月　日 現職 ・あり　　　　　　　　　　　雇用形態：常勤・パート ・なし

資源利用	精神障害者保健福祉手帳　　　級・無 障害年金　　級（厚生・基礎・共済）・無 障害福祉サービス（　　　　　　　　　　　　　　　　　　）あり・なし 自立支援医療　　　あり・なし デイケア　　　　　あり・なし 訪問看護　　　　　あり・なし 自助グループ・ピアサポートの活用　あり・なし その他
経済状況	障害年金　・　生活保護　・　就労　・　家族からの支援 収入（　　　　　　　／月　）
住まいの様子	家族と同居 単身 入所施設（　　　　　　　　　　　　　　　　　　　　　　　　）
日中活動	
主訴・希望	

■ ロールプレイの振り返りシート

資料2

アセスメント項目に沿った面接と、深める面接のどのような違いに気づきましたか？

両方のクライエント役をやってみて、クライエントから求められるアセスメント面接はどのようなものだと思いますか。

ニーズアセスメント面接は、どのように進めるべきだと感じましたか。

■ Homework

次回研修までの間にかかわるクライエント1名と4のやり取りを通して、アセスメント項目を網羅して知るための面接でなく、「クライエントが1番言いたいこと・伝えたいこと」を深める面接に挑戦しましょう。

クライエントの言葉から伝わった「1番言いたいこと」

> どうしてそれがわかったのか。何をキャッチしたか。

「クライエントの言いたいこと」を深める面接について振り返りましょう。
クライエントに対する新たな理解の深まり、または自分自身のソーシャルワーカーとしての姿勢や視点の新たな気づきがありましたか。

資料3

■ Homework

資料4

次回研修までの間にかかわるクライエント1名とのやり取りのなかで、クライエントの言動から仮説を立てながら聴くということに挑戦してみましょう。

1. 仮説を複数もちながら、対話することができましたか？ 仮説を意識すると、対話の展開がどのように変わりましたか？

2. 仮説を意識しながら対話することと、アセスメントプロセスとの関連について、考察しましょう。

おわりに

　PSWの養成に携わっている教員は皆、かかわった学生たちが卒業後に実践現場でPSWとして充実した日々をできる限り長く送り、クライエントや家族、地域住民の力となってほしいという共通の思いをもっています。本書は、そのような思いから出発しました。若いPSWたちがどのような力をつけていくことが実践の質を上げることにつながるのだろうと考えたときに、私たち筆者は「アセスメント」に着目しました。しかし、クライエントとのかかわりからクライエントを理解し、そしてその理解を共有しながら深めていくというアセスメントを、私たちは「最重要である」としながらも、ではその力はどのようにしたら身につくのか、それ以前にそもそも経験の浅いPSWはアセスメントの何に悩むのか、そしてエキスパートのPSWはどのようなアセスメントスキルをもっているのかを明確に説明できませんでした。そこで、多くのPSWの協力を得て、若手PSWが陥りやすい失敗ポイント、エキスパートPSWが用いるアセスメントスキルを明らかにしていきました。そして本書のもととなる研修プログラムが完成したのです。

　私自身も現在、大学教員としてPSWの養成に携わるとともに、現場のPSWとしてクライエントとかかわる時間をもっています。クライエントを理解することには終わりがない、クライエントのことを真の意味で理解できていると思えないからこそ、私は少しでもクライエントがもっている世界に近づけるようにかかわります。クライエントと協働的な関係を築く、クライエントに寄り添うということは、本書で取り上げたアセスメントを軸としたプロセスに他ならないのです。

　本書は多くの方に協力をいただいた研究が実を結んだものです。多くの若手PSW、エキスパートPSWにアセスメント面接のロールプレイに参加していただきました。お礼申し上げます。そして、すべてのロールプレイにクライエント役として協力してくださった林史学さんは、現場の業務でお忙しいなか、私たちの取組みに共感してくださり、力を貸してくださいました。お礼申し上げます。研修プログラムを試行する際に集まってくれたPSW塾の若手PSWたちにもお礼申し上げます。この塾で学んだ塾生たちは、現在、さらに自分たちの後輩PSWに向けて、この研修プログラムを活用してくれています。また、PSW教育研究会の仲間としてこの取組みにご尽力くださった、吉田みゆき先生、寺澤法弘先生に

も多くの示唆をいただきました。お礼申し上げます。

　最後に、中央法規出版の柳川正賢さんには大変お世話になりました。初めてお会いしたとき、「こんなことやっているんですよ」とお話しすると、身を乗り出して興味を示してくださいました。構成を丁寧に考え、なかなか原稿が進まない私たち筆者を励まし、本書を完成に導いてくださいました。感謝しても感謝しきれません。ありがとうございます。

　本書が、PSWをはじめとするソーシャルワーカーたちの力になることを願っています。そのことが、一人ひとりのクライエントに広がる自分らしい人生の獲得へとつながっていくと確信しています。

　　2018年3月

　　　　　　　　　　　　　　　　　　　　　　　　　　　　　　田中　和彦

著者紹介

大谷京子（おおたに・きょうこ）　▶執筆：第2章、第3章、第4章、第5章

日本福祉大学社会福祉学部教授、博士（人間福祉）。精神保健福祉士、社会福祉士。
1994年、精神科単科の医療法人清心会山本病院に入職し、精神科ソーシャルワーカーとして、長期入院者の退院支援や急性期の受診・入院相談、精神障害者のグループ活動、家族支援に携わる。その後、精神障害者地域生活支援センターへ異動し、生活相談や地域交流など地域に根差した活動に従事。精神障害当事者の声を届けようと各種の市民啓発活動にも取り組む。2006年、大学教員へ転身し、2018年より現職。さまざまなアプローチによりソーシャルワーカーの専門性を追究し、長年の実践経験と現場の人的ネットワークも活かし、ソーシャルワークスキルの体系化を進めている。現場実践者のスーパーバイザーとして研修、勉強会を立ち上げ、後進の指導にも力を入れる。

〈主な著書〉
『ソーシャルワーク関係―ソーシャルワーカーと精神障害当事者―』（単著）相川書房
『ソーシャルワークの固有性を問う―その日本的展開をめざして―』（共著）晃洋書房
『事例を通して学ぶスーパービジョン』（共著）相川書房

田中和彦（たなか・かずひこ）　▶執筆：第1章、第4章

日本福祉大学福祉経営学部准教授、修士（福祉マネジメント）。精神保健福祉士、社会福祉士。
1997年、あらたまメンタルクリニック（現・医療法人和心会あらたまこころのクリニック）に入職し、精神科デイケアのソーシャルワーカーとして地域における生活相談に携わる。統合失調症やうつ病のほか、アルコール依存や薬物依存、摂食障害、ひきこもりなどアディクション領域の支援も幅広く手掛け、治療プログラムや個別面接、グループワーク、生活支援、地域ネットワークづくりなどへ包括的に取り組む。2006年、大学教員へ転身し、2018年より現職。精神保健福祉士、社会福祉士の養成課程に携わるなか、アルコール専門外来のソーシャルワーカーとして現場実践にも身を置き、社会福祉専門職の卒後教育、スーパービジョンに磨きをかけている。

〈主な著書〉
『新・精神保健福祉士養成講座6　精神保健福祉に関する制度とサービス』（共著）中央法規出版
『実習生必携ソーシャルワーク実習ノート』（共著）株式会社みらい
『社会福祉形成分析論』（共著）大学図書出版

失敗ポイントから学ぶ
PSWのソーシャルワークアセスメントスキル

2018年4月1日　初　版　発　行
2021年8月10日　初版第3刷発行

著　者	大谷京子、田中和彦
発行者	荘村明彦
発行所	中央法規出版株式会社
	〒110-0016　東京都台東区台東3-29-1　中央法規ビル
	営業　　　　　　TEL:03-3834-5817　FAX:03-3837-8037
	取次・書店担当　TEL:03-3834-5815　FAX:03-3837-8035
	https://www.chuohoki.co.jp/
装丁・デザイン	二ノ宮匡（ニクスインク）
イラスト	草田みかん
印刷・製本	長野印刷商工株式会社

定価はカバーに表示してあります。
ISBN 978-4-8058-5645-1

本書のコピー、スキャン、デジタル化等の無断複製は、著作権法上での例外を除き禁じられています。また、本書を代行業者等の第三者に依頼してコピー、スキャン、デジタル化することは、たとえ個人や家庭内での利用であっても著作権法違反です。

落丁本・乱丁本はお取替えいたします。

本書の内容に関するご質問については、下記URLから「お問い合わせフォーム」にご入力いただきますようお願いいたします。
https://www.chuohoki.co.jp/contact/